反盗版声明

《芳香疗法基础理论及相关知识》是《教育部“1+X”芳香疗法职业技能等级证书配套教材》之一，是我社推出的品牌图书。

为了切实维护我社和著作权人的合法权益，防止盗版的发生，我社严正声明：

1. 对使用盗版书的任何机构和个人，我社将积极配合各地“扫黄打非”办公室、新闻出版局、文化局等行政执法部门和公安机关给予严厉查处。

2. 社会各界人士如发现盗版行为，请及时向相关部门或我社举报，一经查实，我社将对举报人员给予奖励。

民族出版社反盗版举报电话：010-64228001　010-64224782

国家版权局反盗版举报中心电话：12390

民族出版社

2021 年 10 月

教育部“1+X”芳香疗法职业技能等级证书配套教材

FANGXIANGLIAOFA JICHULILUN JI XIANGGUANZHISHI

芳香疗法基础理论及相关知识

成为品　张海燕　主编

民族出版社

《芳香疗法基础理论及相关知识》
编纂委员会

主　编　成为品　张海燕

副主编　周正坤　曹　雨

编　委（按姓氏笔画为序）

王英利　王春杰　权慧贤　成为品
乔恩玲　华晓翠　刘　婷　刘冰星
刘佳美　许亚平　李　婧　张明东
张铁领　张海燕　张家瑞　陈立爽
林玉晴　林毅青　周正坤　赵　月
倪静峰　曹　雨　曹　珏　路迎春
路艳芳　熊观平　熊观明

审　稿（按姓氏笔画为序）

丁一芸　王　虹　杨金生　李光武
张　琳　陆　萍　陈　军　陈幼南
顾一徨　罗　丹

编写说明

根据《国务院关于印发国家职业教育改革实施方案的通知》（国发〔2019〕4号）、《教育部等四部门印发〈关于在院校实施“学历证书＋若干职业技能等级证书”制度试点方案〉的通知》（教职成〔2019〕6号）和教育部2021年3月31日公布的“第四批1+X职业技能等级证书社会评价组织”要求，北京易芳堂科技发展有限公司组织相关专家编写了《教育部“1+X”芳香疗法职业技能等级证书配套教材》。

芳香疗法继承和发扬了我国传统医学的自然疗法和自然保健法，以中医基础理论为指导，使用天然植物精油和其他芳香植物材料，通过香熏、水疗、按摩、刮痧等方法，达到防病治病、康复保健、养生的目的。《教育部“1+X”芳香疗法职业技能等级证书配套教材》以芳香疗法为讲述对象，包括《芳香疗法基础理论及相关知识》《芳香疗法职业技能操作》两本教材。

《芳香疗法基础理论及相关知识》一书是芳香疗法各级别的必修课，包括芳香疗法基础知识和芳香疗法相关知识两篇。其中，芳香疗法基础知识篇涉及职业道德修养、正常人体学基本知识、中医基础知识、经络腧穴基本知识等内容；芳香疗法相关知识篇涉及精油相关知识、芳香水疗（SPA）等内容。《芳香疗法职业等级技能》一书包括芳香植物精油识别、精油家庭保健应用、精油按摩、精油刮痧、健康评估、亚健康芳香调理、特定人群芳香调理、常见病芳香疗法、芳香心理调护、九种体质芳香调理以及芳香疗法宣传、培训与指导等内容。

本套教材依据《芳香疗法职业等级技能标准》和社会需求，在内容上体现以职业活动为导向、以职业能力为核心的指导思想，以职业技能培训为主，以理论够用为原则，在编写时本着精炼简洁、通俗易懂的原则，既保持系统性，又注重科学性和可操作性，以确保培养实用型人才；在结构上针对芳香疗法的技术领域和职业功能模块分级别编写，共分三个级别，包括初级芳香疗法、中级芳香疗法、高级芳香疗法。

本套教材在编写过程中，得到北京市成人按摩职业技能培训学校、北京芙洛娜芳香科技有限公司、鼎硕教育科技集团有限公司、北京新中一健康管理有限公司等有关单位的大力支持，在此表示感谢。

由于作者水平有限，书中内容难免有误，敬请各位读者斧正，以便今后进一步修改、完善，在此表示感谢。

北京易芳堂科技发展有限公司

2021 年 3 月 10 日

目录

上篇：芳香疗法基础知识

上篇：芳香疗法基础知识

第一章　职业道德修养

人的一生是一个不断学习和不断提高的过程，也是一个不断加强修养的过程。职业道德素质的提高，一方面靠他律，即社会的培养和组织的教育；另一方面取决于自己的主观努力，即自我修养。这两个方面缺一不可，而且后者更加重要。

第一节　芳香疗法工作者职业道德概述

一、职业道德的含义

（一）道德

道德是指人类社会生活中所特有的，由经济关系所决定并以善恶为评价标准，依靠社会舆论、传统习惯和内心信念来维持的调整人们行为规范的总和。

人生活在社会中，不可避免地要与别人发生关系。有关系，就需要调整。因此，简单地说，道德就是调整人们之间以及个人与社会之间关系的一种特殊的行为准则和规范的总和。道德在调整人们行为时，作用的因素是社会舆论、传统习惯和内心信念，评价的标准是善恶。

（二）职业道德

职业道德是与人们的职业活动紧密联系的、具有自身职业特征的道德活动现象、道德意识现象和道德规范现象，它是社会道德在职业生活中的具体化。它既是对人们在职业活动中行为的要求，同时又是职业对社会所承担的道德责任与义务。

各行各业有各自不同的职业道德，但它们之间仍具有某些共同的特点，具体说来，职业道德的一般特点主要表现为：

第一，在内容上具有很强的职业性。职业道德总是要鲜明地表达职业义务、职业责任以及职业行为上的道德准则。职业道德着重反映职业特殊的利益要求，这种要求不是在一般的社会实践意义上形成的，而是在特定的职业实践基础上形成的，具有很强的职业性。

第二，在形式上具有很强的实践性和一定的强制性。各种职业对从业人员的道德要求，总是以本职业的活动、交往的内容和方式为出发点，并适应于本职业活动的客观环境和具体条件。因此，它不仅原则性强，而且比较具体。在表达上，往往采用诸如制度、章程、守则、公约、誓言、保证、条例等简洁、明了的形式。这样既便于实行，又容易使从业人员接受而使之形成本职业所要求的道德习惯。

第三，在效果上具有很强的从属性、连续性和稳定性。职业道德始终是在社会道德的制约和影响下存在和发展的，因此具有很强的从属性。同时，职业道德必须与各种职业要求和职业生活相结合，往往体现出较强的连续性，从而形成比较稳定的职业心理和职业习惯。

二、社会主义职业道德

随着社会主义制度的建立和发展，人类社会的职业道德发展到了新的阶段——社会主义职业道德。社会主义职业道德批判地继承了历史上优秀的职业道德传统，但是与其他社会的职业道德相比较，它们之间仍具有本质的区别。概括地说，社会主义职业道德除了具有一般职业道德的特点外，还具有自己独有的特征，具体体现在六个方面：

第一，社会主义职业道德是建立在以公有制为主体的经济基础之上的，强调以集体主义为原则。

第二，社会主义职业道德是社会主义道德体系的一个组成部分。

第三，社会主义职业道德的内容具有人民性，其根本要求就是为人民服务。

第四，社会主义职业道德的形成和发展具有“灌输性”，它必须通过“加强教育”而形成，不可能自发产生。

第五，社会主义职业道德解决的重要问题是树立新的劳动态度。

第六，社会主义职业道德具有相对独立的理论和实践体系。

三、加强社会主义职业道德修养的意义

职业道德修养是指人们在自己所担当的职业角色和所从事的职业行为中，在道德意识和道德品质方面，根据一定的道德原则和道德规范，进行自我修炼、自我改造和自我提高，以形成相应的道德情操，达到一定境界的道德实践活动。在社会主义市场经济条件下，加强社会主义职业道德修养，具有极为重要的意义。

第一，加强社会主义职业道德修养，是完善社会主义职业道德规范体系、加强精神文明建设的迫切需要。

在现阶段，就业不仅意味着有了一个被社会承认的正式身份，而且还意味着掌握了以此获得生活来源的主要谋生手段。所以，在主观上“干活吃饭，挣钱养家”成为多数人就业的主要动机，客观上也是职业的一个基本特征。

我国绝大多数从业者的职业态度是端正的，职业表现是优秀的。没有他们在各自岗位上恪尽职守、兢兢业业、默默无闻、艰苦奋斗的劳动和创造，就不可能取得改革开放以来经济和社会发展的巨大成就。但就我国职业道德的状况而言，也存在一些令人担忧之处，如有些人职业道德意识薄弱，缺乏敬业精神、服务意识差、业务不求上进、行为不守职规、只求少干多挣、不讲服务质量；有的利用行业、职业之便，收受红包礼品，甚至贪污受贿。社会上职业秩序也存在着混乱现象，一些违反职业道德，甚至违法的行为，如造假贩假、走私贩毒、卖淫设赌等，给社会主义职业道德建设增添了不少难度。

综合以上正反两个方面的情况，我们应当看到，职业道德的加强和改善将会对改进整个社会道德，特别是社会公德的面貌起到关键性的带动作用。防止和克服职业道德出格现象，加强自身职业道德修养，不仅能不断完善社会主义职业道德规范体系，而且能推动社会生产力的发展，促进社会主义经济的繁荣，提高整个社会的道德水平。

第二，加强社会主义职业道德修养，是提高劳动者职业道德品质、达到崇高道德境界的需要。

加强劳动者职业道德修养的目的，是为了在职业活动实践中不断地改造自己、提高自己、更新自己、完善自己，形成良好的职业道德品质，完善职业人

格，达到崇高的道德境界。目前，人们的职业道德水平存在着一定程度的差别，职业道德境界大致可分为奉献型、尽职型和雇佣型三个层次。

奉献型是高层次的职业道德境界。他们把个人的一切融化于祖国和人民的事业之中，以献身的精神做好本职工作，为祖国的繁荣富强、人民生活的幸福安康，奉献出自己的一切。他们实践了自己的社会承诺，“辛苦我一个，方便千万家”“热心办民事，温暖送到家”。他们不怕苦、不怕累，干一行、爱一行，工作精益求精，苦干、实干、巧干，创造一流工作水平，在平凡的岗位上创造出不平凡的业绩。

尽职型是中层次的职业道德境界。这种类型的人对自己所从事的工作尽职尽责，积极劳动、努力工作。在处理个人、集体与国家之间的关系时，能够“先公后私”“先人后己”，把社会和集体利益放在首位，必要时能牺牲个人利益，维护他人和社会利益。这类人在广大职工中占绝大多数。

雇佣型是低层次的职业道德境界。这种类型的人群中有部分人自私自利，以雇佣观点看待社会主义职业中个人、集体和社会的关系，奉行着“人不为己，天诛地灭”“人为财死、鸟为食亡”的信条，在职业活动中“一切向钱看”，给多少钱干多少活。

这里应当指出的是，劳动者加强职业道德修养的目标应该是追求奉献型职业道德境界，经过艰苦的自我磨炼和自身修养，走出雇佣型职业道德境界低谷，最终达到最完美的职业道德境界。

第三，加强社会主义职业道德修养，是提高劳动者素质、培养合格人才的需要。

从人才学的观点来看，职业劳动者要成为一名合格人才，必须具备人才的五大要素，即德、才、学、识、体的统一。提高劳动者的职业道德修养是提高劳动者素质的重要手段。职业道德修养包括职业道德认识的提高、职业道德情感的培养、职业道德意志的锻炼、职业道德信念的树立和职业道德行为习惯的养成五个方面。这五个方面是职业道德修养的基本内容，也是提高职业道德修养的重要途径，它们之间互相联系、互相促进、互相制约，构成了人们职业道德修养的有机整体。也可以说，形成了从业者职业道德修养的系统工程。

要达到增强社会主义职业道德修养的目的，只有把理论学习与科学文化知识学习结合起来，才能不断提高对职业道德的认识，养成坚强的职业道德意志。在职业实践中，应把职业道德认识、意志以及情感、信念等这些主观意识形态的东西，上升为职业道德行为习惯，并贯穿和体现在自己的全部职业道德行为之中，这样才能使自己成为社会主义现代化建设的合格人才。

第二节 芳香疗法工作者的人生观和价值观

人生观问题是人类思想意识领域中最基本的问题之一。人生价值问题是人生观的核心。树立正确的人生观与价值观，对于芳香疗法工作者提高职业道德修养具有重要的意义。

一、人生观

（一）什么是人生

人生就是人的生命历程。从生物学的角度看，它是指人的生命活动过程，这一过程一般要经历几十年甚至上百年。人要生存、繁衍，就必须进行生产，以获取生活资料，在生产过程中就必然结成人与自然、人与人的关系，就必然经历认识和改造自然、认识和改造社会、认识和改造自身的社会生活过程。因此，人生实际上就是人的社会生活历程。

（二）什么是人生观

人生观就是人们对人生的根本看法和态度。它回答的是人为什么活着，人怎样活着才有意义等人生的根本问题。因此也可以说，人生观是人们对人生目的、意义的根本看法和态度。

人们在改造自然、改造社会、改造自身的社会生活中，必然会遇到各种各样的问题，如人和自然的关系、人和社会的关系、物质生活和精神生活的关系、现实生活与理想生活的关系、工作与学习的关系、友谊与爱情的关系、婚姻与家庭的关系、公与私的关系、自由与纪律的关系、奉献与索取的关系、权利与义务的关系、荣誉与耻辱的关系、苦与乐的关系、生与死的关系，等等。人们在认识和处理这些问题的过程中，会逐渐集中思考人生的一些根本问题，进而形成一定的人生观。

（三）人生观的内容

人生观包括三个方面的内容：一是人生目的，即回答人为什么活着、生活的目的是什么的问题；二是人生价值，即回答怎样的人生才有意义和价值；三是人生态度，即回答应该怎样做人，应该怎样对待自己以及别的人和事等问题。这三个方面的内容是相互联系、相互作用的，其中人生目的是人生观的核心，有什么样的人生目的，就有什么样的人生价值观和人生态度，人生价值观和人生态度对人生目的也有一定的影响。

二、价值观

（一）什么是价值观

在现实生活中，同样的事物对有的人有价值，对有的人则没有价值，对有的人价值大，对有的人价值小，人们在认识了事物及其属性的基础上，从自身需要的尺度出发，确定各种事物是否有价值及其价值大小，从而确定活动的价值取向。总之，人们对客观事物有无价值或价值大小的一种根本观点和评价标准就叫价值观。

价值观本身就有自觉与盲目、真实与虚幻、先进与落后、正确与错误等性质和程度上的差别。一般说来，价值观分为政治型价值观、事业型价值观、享乐型价值观和名利型价值观。人们总是尽可能按照自己的价值观去生活，有什么样的价值观就有什么样的精神面貌和行为取向。每一个时代都有其主导的价值观，我们要努力培育符合时代要求和社会主导的价值观。

（二）不同的价值观对人们的认识和实践活动有着不同的导向作用

价值观对人们认识世界和改造世界具有导向作用。从认识活动看，只有某一事物对人有积极意义，即有价值时人们才去认识它。认为什么事物有价值，人们才会去认识这些事物，这就是价值观在认识事物上的导向作用。从改造活动看，改造什么事物与不改造什么事物，要看这一改造活动对人是否有积极作用、是否有价值，价值观是评价标准。总之，认识什么与不认识什么，做什么与不做什么，人们是按照是否有价值去确定的。可见，价值观的导向作用就是人们在一定价值观的指导下，确定自己的具体认识和改造活动应当指向什么。

价值观对人生选择、人生道路同样具有重要的导向作用。如果说价值观第一个导向作用是人对外部事物的认识和改造，即认识和改造客观世界，那么，另一个导向作用则是指人对自己的认识和改造，即认识和改造主观世界。一个人选择什么样的人生道路，就意味着他认为选择这样的道路是有价值的、有积极意义的。

三、芳香疗法工作者的人生观与价值观

（一）树立为人类健康事业服务的人生观

为人民服务是每个人都应该树立的最崇高的人生观，对于芳香疗法工作者而言，为人民服务则具体体现在为人类健康事业服务上。芳香疗法本身就是一份健康的事业、一份崇高的事业。芳香疗法工作者在从业的过程中，要树立正确的人生观，怀着献身人类健康事业的高尚情操，为致力于提供高品质的保健服务而努力奋斗。

（二）抵制和反对不正确的人生观

许多人树立了为人类健康事业服务的人生观，但也有人会经受不住外来的诱惑，不同程度地出现错误的、消极的人生观，体现在以下三个方面。

1. 拜金主义

“一切向钱看”是拜金主义人生观的突出表现。坚持“拜金主义”，就会一切活动以追求个人或小集体的利益为目的，而丝毫不顾及其他，把金钱、财产的增值作为生活的唯一动力，作为人生追求的唯一目标。

2. 享乐主义

贪图享乐、不思贡献是享乐主义人生观的表现。奉行享乐主义人生观的人认为“人活在世，吃穿二字”，活着就是为了吃得好、穿得好、玩得好，尽情享受口腹耳目的快乐。在享乐主义人生观的支配下，有的人精神空虚，花钱如流水，个别人为满足自己的“享乐”，走上违法犯罪的道路，陷入了痛苦，甚至罪恶的深渊。

3. 个人主义

“一事当前，先替自己打算”是个人主义人生观的表现。个人主义同利己主义没有本质区别，都是把追求个人感情、欲望的满足当做人生最大的幸福。

对于芳香疗法工作者而言，拜金主义会导致“一切朝钱看”，忽视服务质量；享乐主义会导致甘于现状，不思进取；个人主义则是与服务观念完全相对立的。对这些错误的、消极的人生观，应该坚决抵制和反对。

（三）人生的价值在于奉献

一个人的价值并不取决于他的聪明才智，而主要应看他是否自觉地、毫无保留地为社会贡献他的力量。历史是由人们创造的，如果一个人仅仅为了满足自己的私欲而奔忙，对于社会进步毫无作用，即使有再多的聪明才智，其外在的价值也等于零。只有实现了由内在价值向外在价值的转化，他的人生才是最有价值的。

人生价值是自我价值与社会价值的统一。进入芳香疗法行业，就要在从业过程中奉献出自己的汗水和热情，在工作中实现自身的价值，在为人类健康服务的过程中感受到奉献的快乐。

第三节　芳香疗法工作者的文明服务

一、文明的概念

文明是指人类在改造客观世界和主观世界的实践活动中所创造的成果的总和，直接反映出人类社会进步的程度，它包括物质和精神两个方面。

物质文明是指人类改造自然界的物质成果，它表现为人类物质生产的进步和物质生活的改善；精神文明是指人类社会在改造自然和社会过程中所取得的精神成果的总和，体现了人类精神生产和精神生活的发展水平。

中共十六大报告指出：“发展社会主义民主政治，建设社会主义政治文明，是全面建设小康社会的重要目标。”所谓政治文明，是指人类社会政治生活的进步状态，是人类在政治实践活动中形成的文明成果，包括政治思想、政治文化、政治传统、政治结构、政治活动和政治制度等方面的有益成果。政治文明的核心内容是民主发展的积极成果。

物质文明、精神文明、政治文明三个文明既是相对独立的，又是相互作用、相互贯通、相互渗透的。物质文明为精神文明、政治文明提供物质基础，物质文明程度的提高可以推动政治制度的变革和思想道德及科学文化水平的提高；政治文明决定精神文明的性质和物质文明发展的方向，进而推动物质文明和精神文明的进程；精神文明可以为物质文明、政治文明提供思想引导、精神动力和智力支持。只有把三个文明作为三位一体的目标，才能在实际工作中促进三个文明协调发展。

二、坚持文明服务

坚持文明服务，要求芳香疗法工作者在牢固树立全心全意为人类健康事业服务的思想的基础上，遵守工作纪律和各项规章制度，营造热情服务、礼貌待人、优质高效的工作氛围，做到让宾客满意。由此可见，文明服务的内涵很广，包括芳香疗法工作者自身应该具备的基本素质、文明服务用语、与宾客的沟通技巧以及其他服务要求等，这些都将在后面的章节中具体阐述。

芳香疗法工作者的文明修养程度直接影响着其工作的服务质量。所以芳香疗法工作者应全力提高服务水平，以文明、优质的服务，树立良好的行业形象。具体说来有以下四点要求：

第一，尊重宾客，一视同仁。尊重宾客的人格与权利，对待不同国籍、种族、民族、性别、职业、地位的客人，都应一视同仁。

第二，热情服务，有问必答。为宾客服务应积极、主动，把宾客当亲人对待，做到尽心尽责、有问必答、热情服务。

第三，语言文明，举止端庄。必须使用“请”“您”“对不起”“谢谢配合”等文明用语，禁用行业忌语，穿戴整洁，礼貌待人。

第四，服务至上，真诚奉献。提高服务水平，拓展服务领域，努力使自己成为有理想、有道德、有文化、有纪律的一代新人。

芳香疗法工作者应该全面认识自身行为，以积极的行为倡导文明新风，抵制不文明、不健康、不道德的行为。

第二章　正常人体学基础知识

第一节　人体概述

一、人体的形态结构简介

人体分为头、颈、躯干和四肢四个部分，体表为皮肤所覆盖，皮肤下面有肌肉和骨骼，肌肉附着在骨骼上。头部和躯干部由皮肤、肌肉和骨骼围成两个大腔，即颅腔和体腔。颅腔内有脑，脑跟脊柱椎管内的脊髓相连，脑和脊髓是指挥和调节人体各种活动的中枢。体腔又由膈分为上下两个腔，上面的叫胸腔，内有心、肺等器官，下面的叫腹腔，腹腔的最下部又叫盆腔。腹腔内有胃、肠、肝、胆、脾和肾等器官。盆腔内有膀胱和直肠，女性还有卵巢和子宫，男性有前列腺等器官。

二、细胞

细胞是人体结构和功能的基本单位，人体是由无数亿个细胞构成的。细胞一般由细胞膜、细胞质和细胞核三个部分组成。细胞生活在液体的环境里，细胞和液体之间不断进行物质交换，吸取氧和养料，排出二氧化碳和废物。人体细胞有一个发生、成长、衰老和死亡的过程。

三、组织

人体的发育是从一个受精卵开始的。组织是由许多形态和功能相似的细胞和细胞间质共同组成的。人体内的组织有四大类：上皮组织、结缔组织、肌肉组织和神经组织。

四、器官、系统

器官是由多种组织构成的能行使一定功能的结构单位。系统是能够完成一种或几种生理功能而组成的多个器官的总和。人体的器官共组成九个系统：运动系统、消化系统、呼吸系统、循环系统、泌尿系统、内分泌系统、免疫系统、神经系统和生殖系统，分别担负着人体的一种连续性的生理活动。

五、解剖学姿势和常用术语

为了能正确地描述人体诸多器官的形态结构和位置，需要有公认的统一标准和描述术语，因此确定了轴、面和方位等名词，这些概念和名词是学习解剖学必须掌握的基本知识。

（一）人体的解剖学姿势

人体的解剖学姿势是：身体直立，面向前，两眼向正前方平视，两足并拢，足尖向前，上肢下垂于躯干的两侧，手心向前。描述任何人体结构时，均应以此姿势为标准。即使被观察的客体、标本或模型是俯卧位、仰卧位、横位或倒置，或只是身体的一部分，仍应按照人体的标准姿势进行描述。

（二）方位术语

按照上述的解剖学姿势，规定了一些表示方位的术语：

上和下：是描述器官或结构距颅顶或足底的相对远近关系的术语。按照解剖学姿势，近颅者为上，近足者为下。如眼位于鼻的上方，而口位于鼻的下方。

前和后（或腹侧和背侧）：是指距身体前、后面距离相对远近的名词。距身体腹面近者为前，而距人体背面近者为后。

内侧和外侧：近正中矢状面者为内侧，远离正中矢状面者为外侧。

内和外：是描述空腔器官相互位置关系的术语。近内腔者为内，远离内腔者为外，内、外与内侧和外侧是有显著区别的，须注意。

浅和深：是描述与皮肤表面相对距离关系的术语，距皮肤近者为浅，远离皮肤而距人体内部中心近者为深。

在四肢，上又称为近侧，即距肢体根部较近；下又称为远侧，即距肢体根部较远。上肢的尺侧与桡侧和下肢的胫侧与腓侧分别与内侧和外侧相对应，该术语是依据前臂的尺骨与桡骨和小腿的胫骨与腓骨的排列位置关系而规定的，在前臂近尺骨者为尺侧，而近桡骨者为桡侧；在小腿亦然，距胫骨近者为胫侧，距腓骨近者为腓侧。还有一些术语，诸如左和右、垂直、水平和中央等，则与一般概念相同。

（三）轴与面的术语

轴和面是描述人体器官形态，尤其是叙述关节运动时常用的术语。人体可设计互相垂直的三种轴，即垂直轴、矢状轴和冠状轴。依据上述三种轴，人体还有互相垂直的三种面，即矢状面、冠状面与水平面（图 2-1-1）。

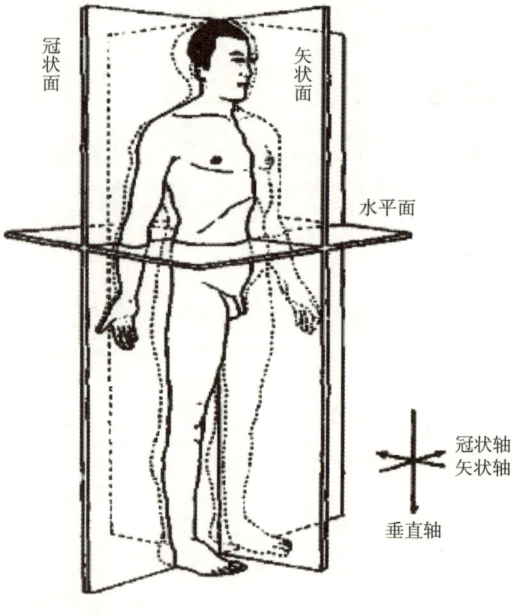

图 2-1　人体“轴”和“面”示意图

1. 轴

（1）垂直轴：为上下方向垂直于水平面，与人体长轴平行的轴。

（2）矢状轴：为前后方向与水平面平行，与人体长轴垂直的轴。

（3）冠状轴：或称额状轴，为左右方向与水平面平行，与前两个轴相垂直的轴。

2. 面

（1）矢状面：指于前、后方向将人体分为左、右两部的纵切面，此切面与地平面垂直。经过人体正中的矢状面称为正中矢状面，它将人体分成左右相等的两半。

（2）冠状面：指于左、右方向将人体分为前、后两部的纵切面，此切面与水平面及矢状面互相垂直。

（3）水平面：又称横切面，是指与地平面平行，与矢状面和冠状面互相垂直，将人体分为上、下两部的平面。

在描述器官的切面时，则以其自身的长轴为准，与其长轴平行的切面称纵切面，与长轴垂直的切面称横切面，不用上述三个面来描述。

第二节　皮肤

皮肤通过皮脂腺和汗腺的分泌，使大量的废物通过皮肤排出体外。但是当皮脂腺和汗腺阻塞或分泌紊乱时，就会出现粉刺、痤疮、过敏等症状。植物精油能刺激并调节皮肤真皮及皮下组织，改善局部循环，促进废物的排出，同时，还能滋养皮肤，去除老化的角质，维持皮肤的年轻活力及光彩。

一、人体皮肤美的意义及基本特征

（一）人体皮肤美的意义

第一，皮肤是人体健康的“窗口”，人的皮肤美，标志着人体的健康状况良好。

第二，人的皮肤美，使人容颜靓丽、精神焕发。

第三，人的皮肤美，使人在工作、生活、学习等各项活动中增强自信心。

第四，人的皮肤美，是人们生存环境美的重要组成部分。

（二）人体皮肤美的基本特征

第一，不干也不油，无斑、无疱块、无疤痕等。

第二，具有良好的光泽、弹性，血液循环状态良好。

第三，毛孔细腻、畅通，呼吸状态良好。

第四，对外界刺激不十分敏感，并具有一定的抵御能力。

第五，吸收功能与状态良好。

第六，分泌状态良好，排泄管腺畅通。

第七，具有良好的新陈代谢功能。

第八，具有良好的 pH 值平衡能力。

二、人体皮肤的基本结构

皮肤位于人体的表面，是人体和外界环境直接接触的部分，是人体面积最大的器官。成年人的全身皮肤面积为 1.5 ~ 2.0 平方米，其重量约占人体重量的 15%。皮肤表面柔软、光滑，但用放大镜观察，可以看到其表面是由许多隆起的皮丘和凹陷的皮沟组成的。此外，还有许多凹下去的小孔即汗孔，以及长毛的开口即毛囊口，毛囊口内长有毫毛。皮肤的结构极其复杂，含有大量的细胞，错综复杂的血管、神经网，以及毛发、皮脂腺、汗腺、指（趾）甲等附属器。有人做了有关的数字统计，可以帮助我们了解皮肤构造的复杂程度：

每平方英寸（6.4516 平方厘米）皮肤含有：65 根毛发、95 ~ 100 条皮脂腺、650 条汗腺、950 万个细胞、17 米的血管、70 米的神经、1.95 万个位于神经纤维末梢的知觉细胞、78 个热知觉感受器、13 个冷知觉感受器、1300 条痛觉神经末梢和 160 ~ 165 个压力感受器。

皮肤的厚度为 0.5 ~ 4 毫米，其中以眼睑的皮肤为最薄，以手掌、脚掌的皮肤为最厚。由于皮肤分布的部位不同，不仅有薄有厚，而且有软有硬，颜色有深有浅。因性别的不同，女性和男性的皮肤细腻、柔嫩程度也不一样。另外，皮肤的状况还与年龄、种族、地区、季节、职业、患某种疾病等都有关。

皮肤由外向内可分三层：表皮、真皮、皮下组织。表皮内没有血管，划伤表皮后不会出血。表皮内含有丰富的神经末梢，它可以帮助我们感知外界的事物。真皮和皮下组织内含有丰富的血管、神经和淋巴管。表皮与真皮之间以波浪结构联结。表皮深入真皮中的部分称表皮突，真皮深入表皮中的部分称真皮乳头。此外，皮肤中还含有一些附属器，如毛发、指（趾）甲等。

1. 表皮

表皮是最外层皮肤，覆盖全身，有保护作用，平均厚度为 0.07 ~ 2 毫米。表皮内无血管，但有许多细小的神经末梢，用以感知外界刺激，产生触觉、痛觉、压力觉、温觉、冷觉等感受。表皮由外向内可分为五层：角质层、透明层、颗粒层、棘层、基底层。

（1）角质层：角质层是表皮的最外层，也就是表皮细胞的表面，由 4 ~ 8 层扁平、无核的角化细胞构成，细胞排列紧密，对人体起保护作用。皮肤表面的角化细胞到一定时间会自行脱落，同时会有新形成的角化细胞来补充。经常受摩擦部位的皮肤的角质层比较厚，如手掌、足底等处。眼睑部的角质层最薄，皮肤比较娇嫩。上皮细胞寿命为 28 天，正常成人的体表每天脱落约 14 克上皮细胞。

角质层的薄厚对人的肤色和皮肤的吸收能力有一定影响。角质层过厚，会使皮肤看上去发黄，而且缺乏光泽。皮肤有一定的吸收能力，角质层越厚，皮肤吸收能力越差。在做皮肤护理时，利用磨砂、去死皮等手段，将过厚的角质细胞去除，能使皮肤细嫩而富有光泽，同时也能提高皮肤对营养物质的吸收能力，达到理想的护肤效果。但是，眼睑部角质层很薄，不能做人工脱屑，以免损伤皮肤，按摩时力量也要轻，避免拉松皮肤。

（2）透明层：透明层位于角质层下，只有手掌、足底等部位皮肤的角质层下才有此层。透明层由 2 ~ 3 层扁平、无核的透明细胞构成，成无色透明状，光线可以透过。此层可防止体内、体外的水、电解质通过，起到保护作用。

（3）颗粒层：颗粒层位于透明层之下，由 2 ~ 4 层菱形细胞构成。这些细胞几乎接近死亡，即将蜕变成角化细胞，细胞内含有细小颗粒状物，有反射光线的作用，可以减少紫外线射入体内。

（4）棘层：棘层位于颗粒层下，由 4 ~ 8 层带棘的多角形细胞构成，是表皮中最厚的一层，细胞之间的棘突相连，细胞间隙中有组织液，为细胞提供营养。棘层中有许多感觉神经末梢，可以感知外界各种刺激。

（5）基底层：基底层位于棘层之下，是表皮的最下层，与真皮波浪式相接，由基底细胞和黑色素细胞构成。

2. 真皮

真皮位于表皮之下，与表皮成波浪状牢固相连，其厚度约为表皮的 10 倍，由大量纤维结缔组织、细胞和基质构成，并含有丰富的血管、淋巴管、神经、腺体、立毛肌等，通过精油按摩真皮可使大脑产生大量的多巴胺。

真皮中的纤维结缔组织有三种：胶原纤维、弹力纤维、网状纤维。它们使皮肤具有良好的柔性和弹性。其中胶原纤维具有一定的伸缩性，起抗牵拉作用，弹力纤维有较好的弹性，可使牵拉后的胶原纤维恢复原状。如果真皮中上述三种纤维减少，皮肤的弹性、韧性就会下降，容易产生皱纹。

真皮中的细胞主要是产生各种纤维组织和基质的成纤维细胞、组织细胞。基质是黏性胶状物，填充在纤维结缔组织和细胞之间，其主要成分是黏多糖，还有一些蛋白质、盐分和大量水分。真皮层含水量占全部皮肤组织含水量的60%，若低于60%时，皮肤会呈现干燥、起皮等脱水状态。

真皮可分上下两层，上层为乳头层，下层为网状层。乳头层主要由胶原纤维构成，纤维束细小，排列方向不定，内含丰富的毛细血管网和感觉神经末梢。当皮肤划伤深达真皮时，会造成血管、淋巴管、神经等腺体及纤维组织的破损，会产生疼痛的感觉，皮肤会出血。创伤修复过程中纤维组织会大量增生，伤愈后会留疤痕。

3. 皮下组织

皮下组织位于皮肤的最深层，其厚度约为真皮层的5倍。主要由大量的脂肪细胞和疏松的结缔组织构成，含有丰富的血管、淋巴管、神经、汗腺和深部毛囊等。

皮下脂肪有保温防寒、缓冲外力、保护皮肤等作用，脂肪细胞被分解后还可以释放能量，供人体活动需要。皮下脂肪的厚薄还对人的体形有很大的影响。如皮下脂肪堆积过厚，会使人看上去臃肿，皮下脂肪过少会使人显得瘦弱，缺乏线条美。我们平时可以通过适当的体育锻炼和精油按摩，调节皮下脂肪的厚薄，保持健美的体形。

三、人体皮肤的功能和类型

（一）皮肤的功能

1. 皮肤的保护功能

皮肤位于人体的最外层，对外界的机械性刺激、物理性刺激、化学性刺激和微生物性刺激有一定防御能力。

2. 皮肤的调节体温功能

人体各种生命活动正常进行需要比较恒定的体温做保障，正常体温在36℃～37℃。皮肤在体温调节方面起着重要作用。

3. 皮肤的分泌与排泄功能

（1）分泌功能：汗腺可分泌汗液，皮脂腺可分泌皮脂，皮脂在皮肤表面与汗腺混合形成乳化皮脂膜，滋润保护皮肤、毛发。

（2）排泄功能：皮肤通过出汗来排泄体内代谢产生的废物，如尿酸、尿素等。

4. 皮肤的呼吸功能

皮肤还可以通过汗孔、毛孔进行呼吸，直接从空气中吸收氧气，同时排出体内的二氧化碳。它的呼吸量大约为肺的1%。

面部的角质层比较薄，毛细血管丰富，直接暴露于空气中，其呼吸作用较身体的其他部位更为突出。平时化妆过浓或带妆时间过长，会影响皮肤的呼吸，对皮肤的健康不利。

5. 皮肤的吸收功能

皮肤并不是绝对严密且无通透性的，它能够有选择地吸收外界的营养物质。

（1）皮肤的吸收途径：皮肤直接从外界吸收营养的途径有三条。

① 营养物质渗透过角质层细胞膜，进入角质细胞内。

② 大分子及水溶物质有少量可通过毛孔、汗孔而被吸收。

③ 少量营养物质通过表面细胞间隙渗透进入真皮。

（2）影响皮肤吸收功能的因素：皮肤的吸收功能主要受以下四个方面因素的影响。

① 角质层的厚薄。角质层越薄，营养成分越容易通过皮肤而被吸收。在做皮肤护理时常采用的脱屑方法，就是为了使角质层变薄。

② 皮肤含水量的多少。皮肤的含水量越多，吸收能力越强。采用蒸汽喷面可补充角质层的含水量，皮肤被溶软后可增强渗透和吸收的能力。

③ 毛孔的状态。毛孔扩张时，营养物质可以通过毛孔到达真皮而被吸收。

④局部皮肤温度。局部皮肤温度高，汗孔张开时，营养物质可以通过汗孔进入真皮而被吸收。皮肤按摩、蒸汽蒸面、倒热膜等均可增高局部皮肤温度，促使营养物质的吸收。

（3）皮肤对各类物质的吸收能力：皮肤对物质的吸收能力与被吸收物质的理化性质有关。

脂溶性的物质易被吸收，皮肤对动物脂肪的吸收能力较强，所以貂油、羊毛脂、豚脂等对皮肤均有良好的滋养作用。皮肤对植物油的吸收能力次之，对矿物油的吸收能力最差。

皮肤对维生素类有一定的吸收能力，脂溶性的维生素易被吸收，如维生素A、维生素D、维生素E等，对水溶性的维生素吸收能力次之，如维生素B、维生素C等。

皮肤对某些金属元素，如铅、汞等，有一定的吸收能力。有些化妆品中含铅、汞的成分，皮肤吸收、蓄积后，会造成中毒，出现黑斑、皮疹等。

6. 皮肤的新陈代谢功能

皮肤细胞有分裂繁殖、更新代谢的能力。皮肤的新陈代谢功能在晚上10点至凌晨2点之间最为活跃，在此期间保证良好的睡眠，对恢复体力和养颜大有益处。

皮肤作为人体的一部分，还参与全身的代谢活动。皮肤中有大量的水分和脂肪，它们不仅使皮肤丰满、润泽，还为整个机体活动提供能量，可以补充血液中的水分或储存人体多余的水。皮肤是糖的储库，能调节血糖的浓度，以保持血糖的正常。

（二）皮肤的类型

人的皮肤按其皮脂腺的分泌状况，一般可分四种类型，即中性皮肤、干性皮肤、油性皮肤和混合性皮肤。在实际操作过程中，敏感性皮肤也是一类常见的皮肤。芳香疗法工作者必须具备分析、判断各类皮肤的能力，以便选用适合的芳香精油护理和美化皮肤。下面介绍五类皮肤的特征。

1. 中性皮肤

中性皮肤是健康理想的皮肤，多见于青少年时期。中性皮肤皮脂分泌量适中，皮肤既不干，也不油，红润细腻，富有弹性，毛孔较小，对外界刺激不敏感。

2. 干性皮肤

干性皮肤毛孔细小而不明显，皮脂分泌量少，皮肤比较干燥，容易产生细小皱纹，毛细血管表浅，易破裂，对外界刺激比较敏感。干性皮肤可分缺水皮肤和缺油皮肤两种。干性缺水皮肤多见于35岁以上的人，干性缺油皮肤多见于年轻人。

3. 油性皮肤

油性皮肤肤色较深，毛孔粗大，皮脂分泌量多，皮肤油腻光亮，不容易起皱纹，对外界刺激不敏感。由于皮脂分泌过多，容易生粉刺、痤疮，常见于青春发育期的年轻人。

4. 混合型皮肤

混合型皮肤兼有油性皮肤和干性皮肤的特征。在面部T形区（前额、鼻、口周、下巴）呈油性皮肤状态，在眼部及两颊呈干性皮肤状态。混合型皮肤多见于25～35岁的人群。

5. 敏感性皮肤

敏感性皮肤可见于上述各种皮肤，其皮肤较薄，对外界刺激很敏感，当受到外界刺激时，会出现局部微红、红肿，以及高于皮肤的疱、块及刺痒等症状。

四、其他感觉器官

（一）视器

1. 眼球

眼球为视器的主要部分，近似球形，位于眶的前部，后端由视神经连接于间脑的视交叉。当眼平视前方时，眼球前面正中点称前极，后面正中点称后极。通过前、后极的直线称为眼轴，光线经瞳孔中央至视网膜黄斑中央凹的连线，称视轴，眼轴与视轴呈锐角交叉。

2. 眼副器

眼副器包括眼睑、结膜、泪器和眼球外肌等，对眼球起到保护、运动和支持的作用。

（1）眼睑：眼睑位于眼球的前方，有保护眼球，避免异物、尘埃、强光灯伤害眼球的作用。眼睑可以分为上眼睑和下眼睑，上、下眼睑之间的裂隙称为眼睑裂，眼睑裂的外侧端称外眦，较锐利，内端称内眦，呈钝圆。上、下眼睑的前缘有睫毛，睫毛的根部有睫毛腺，睫毛腺的急性炎症即为麦粒肿。

（2）结膜：结膜是一层薄而透明的黏膜，覆盖在眼睑的后面与眼球的前面，按其所在部位可以分为睑结膜、球结膜、结膜穹隆三个部分。

（3）泪器：泪器由泪腺和泪道构成。泪腺位于眼眶的外上方，其排泄小管开口于结膜上穹。泪腺分泌的泪液具有冲洗结膜囊内的异物和保持角膜湿润以及抑制细菌繁殖等作用。泪道由泪点、泪小管、泪囊和鼻泪管组成。

（4）眼球外肌：眼球外肌为视器的运动装置，包括运动眼球和眼睑的肌，均为骨骼肌。

（二）前庭蜗器

前庭蜗器又称耳，由前庭器和蜗器两个部分组成，两者功能不同，但在结构上关系密切。前庭蜗器包括外耳、中耳和内耳三个部分。其中外耳和中耳是收集和传导声波的装置，是前庭蜗器的附属器。听感受器和位觉感受器位于内耳，听感受器是感受声波刺激的感受器，位觉感受器是感受头部位置变动、重力变化和运动速度刺激的感觉器。

第三节　运动系统

人体的运动系统由骨、骨连结和骨骼肌组成。骨骼肌在神经系统支配下，能够收缩、牵引所附着的骨运动，使人体产生各种动作。

一、骨骼

人体的骨骼由 206 块骨连结而成，分为头骨、躯干骨和四肢骨三个部分。头骨包括脑颅骨和面颅骨，脑颅骨形成颅腔，面颅骨形成面部的支架。躯干骨包括椎骨、肋骨和胸骨。成人脊柱由 26 块椎骨构成，椎骨中间有椎孔，全部椎孔一起构成椎管，容纳着脊髓。脊柱有四个生理弯曲：颈曲、胸曲、腰曲和骶曲，能够缓冲运动时对脑的震荡，并保持身体平衡。12 对肋骨、胸骨和胸椎共同围成胸廓，保护肺和心脏等器官。

四肢骨包括上肢骨和下肢骨各一对。上肢骨由肩胛骨、锁骨、肱骨、桡骨、尺骨和手骨（腕骨、掌骨和指骨）组成。下肢骨由髋骨、股骨、髌骨、胫骨、腓骨和足骨（跗骨、蹠骨和趾骨）组成。

根据骨的形态可以把骨分为四类：长骨，如肱骨、股骨等；短骨，如腕骨、跗骨等；扁骨，如肋骨等；不规则骨，如椎骨等。骨的基本结构有骨膜、骨质和骨髓三个部分。

关节是骨连结的主要形式，骨和骨之间的连结叫骨连结。有的骨连结是不能活动的，有的稍微能活动，还有一种是能活动的，即关节，如肩关节、肘关节、髋关节、膝关节等。关节一般由关节面、关节囊和关节腔三个部分构成，关节腔内有少量滑液，起润滑作用。

二、骨骼肌

人体的骨骼肌共有 600 多块，约占体重的 40%，骨骼肌包括肌腱、肌腹两个部分。一般骨骼肌两端是白色的肌腱，分别附着在不同的骨上，中间部分为肌腹。骨骼肌上有许多血管和神经，肌肉受到刺激，能够收缩。

人体主要的骨骼肌可分为头颈肌、躯干肌和四肢肌三大类。头颈肌分头肌和颈肌，头肌中有表情肌和咀嚼肌，颈肌中显著的是胸锁乳突肌，收缩时产生头部运动。

躯干肌包括胸部肌群、腹部肌群和背部肌群。胸部肌群最显著的是胸大肌，还有胸小肌、前锯肌、锁骨下肌、肋间内肌、肋间外肌等；腹部肌群中有腹直肌、腹内斜肌、腹外斜肌、腹横肌、腰方肌等；背部肌群中有斜方肌、背阔肌、肩胛提肌、菱形肌和骶棘肌等。

四肢肌分上肢肌和下肢肌。上肢肌包括肩肌（三角肌、冈上肌、冈下肌、大圆肌、小圆肌和肩胛下肌），臂肌（肱二头肌、肱三头肌等），前臂肌（掌侧肌群和背侧肌群）和手肌。下肢肌包括髋肌（髂腰肌、臀大肌、臀中肌、臀小肌、梨状肌、闭孔内肌、闭孔外肌），大腿肌（缝匠肌、股四头肌、股薄肌、长收肌、短收肌、大收肌、股二头肌等），小腿肌（胫骨前肌、腓肠肌等）和足肌。

第四节　循环系统

人体的循环系统是供给细胞氧气和养料以及产生废料的运输管道，是由心脏和血管组成的一个遍布全身的封闭式管道。

一、血液

血液是红色黏稠的液体，由血浆和血细胞组成。血浆的主要功能是运载血细胞，运输氧气和人体代谢废物。血细胞包括红细胞、白细胞和血小板。红细胞的主要功能是运输氧气和一部分二氧化碳；白细胞能吞噬体内的病菌，保护人体的健康；血小板有促进止血、加速凝血的作用。

二、血管和心脏

血管分为动脉、静脉和毛细血管三种。动脉是把血液从心脏输送到身体各部分去的血管，多分布在较深部位，但体表个别部位也能摸到，如桡动脉、颈总动脉和足背动脉。静脉是把血液从身体各部分送回心脏的血管，有的位置较深，有的位置较浅，体表可以看到的“青筋”就是静脉。毛细血管是连通于最小的动脉与静脉之间的血管。

心脏位于胸腔中部偏左下方，主要由心肌构成，内部被隔成左右不相通的两个部分，左右两个部分又被瓣膜分别隔成上下两个腔。上面两个腔分别叫左心房、右心房，下面两个腔分别叫左心室、右心室。心房和心室、心室和动脉之间都有能开、能关的瓣膜。

三、血液循环

人体的血液循环分为体循环和肺循环两个部分。体循环指血液由左心室进入主动脉，再流经全身动脉、毛细血管网、静脉，最后汇集到上腔、下腔静脉流回右心房的过程。肺循环指血液由右心室进入肺动脉，流经肺毛细血管网，再由肺静脉流回左心房的过程。心脏本身的血液循环是由主动脉基部左右侧发出两条动脉（冠状动脉）开始，逐渐分支深入心肌内部，形成毛细血管网，然后汇集成静脉注入右心室，该循环叫做冠脉循环。

四、淋巴系统

（一）淋巴系统的组成

淋巴系统由淋巴管道、淋巴组织和淋巴器官组成。淋巴管道和淋巴结的淋巴窦内含有淋巴液，简称为淋巴。当血液通过毛细血管时，血液中的部分液体和一些物质，透过毛细血管壁进入组织间隙，成为组织液。细胞自组织液中直接吸收所需要的物质，同时将代谢产物排入组织液内。组织液内这些物质的大部分又不断通过毛细血管壁，再吸收回血液，小部分则进入毛细淋巴管，成为淋巴。淋巴经淋巴管、淋巴结向心流动，最后通过左淋巴导管、右淋巴导管流入静脉，流回心脏。因此，淋巴系统可以看做是静脉系的辅助部分。此外，淋巴器官和淋巴组织具有产生淋巴细胞、过滤淋巴和进行免疫应答的作用。

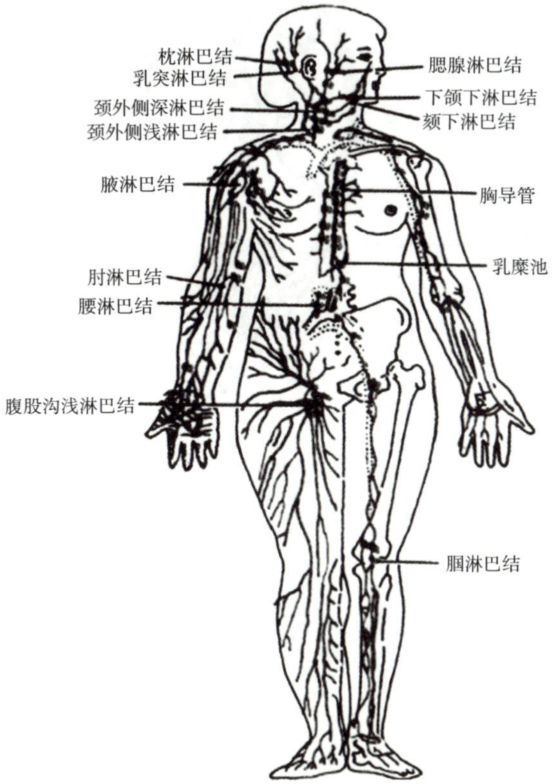

图 2-2　淋巴系统图

1. 淋巴管道

（1）毛细淋巴管：毛细淋巴管以膨大的盲端起始，互相吻合成网，然后汇入淋巴管。

（2）淋巴管：淋巴管由毛细淋巴管吻合而成，管壁的结构与静脉相似。淋巴管内含有很多瓣膜，有防止淋巴逆流的作用。

（3）淋巴干：淋巴管注入淋巴结，由淋巴结发出的淋巴管在膈下和颈根部汇合成淋巴干。人体的淋巴干共有九条：腰干、支气管纵隔干、锁骨下干、颈干各两条，肠干一条。

（4）淋巴导管：九条淋巴干汇合成两条淋巴导管，即胸导管和右淋巴导管，分别汇入左静脉角、右静脉角。

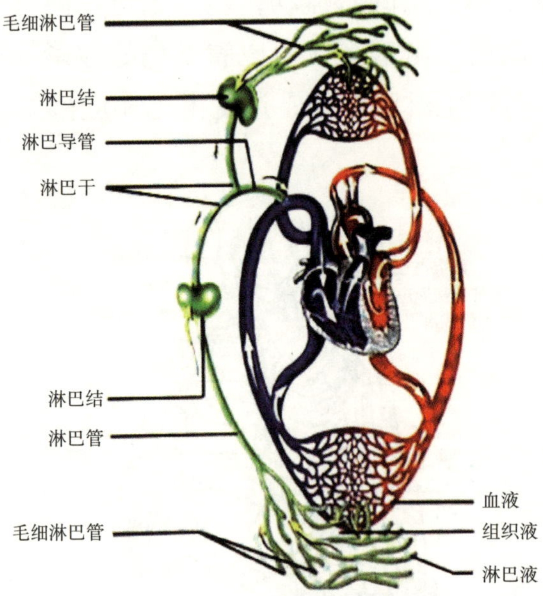

图 2-3　淋巴管道

2. 淋巴组织

淋巴组织分为弥散淋巴组织和淋巴小结两类。除淋巴器官外，消化、呼吸、泌尿和生殖管道以及皮肤等处均含有丰富的淋巴组织，起着防御的作用。

3. 淋巴器官

淋巴器官包括淋巴结、胸腺、脾和扁桃体。

淋巴结为大小不等的圆形或椭圆形灰红色小体，多沿血管排列，位于关节屈侧和体腔的隐藏部位，如肘窝、腋窝、腹股沟等附近，其作用是滤过淋巴、产生淋巴细胞和进行免疫应答。

（二）人体各部分的淋巴管和淋巴结

1. 头颈部淋巴管和淋巴结

（1）头部的淋巴管和淋巴结：头部的淋巴结多位于头颈部交界处，由后向前依次为枕淋巴结、乳突淋巴结、腮腺淋巴结、下颌下淋巴结和颏下淋巴结等，收集头面部浅层的淋巴，直接或间接汇入颈外侧淋巴结。

（2）颈部的淋巴管和淋巴结：颈部的淋巴结分为颈前和颈外侧两组。

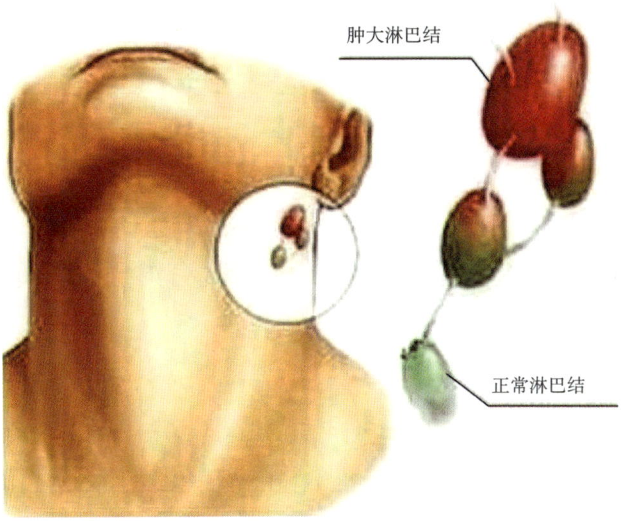

图 2-4　淋巴结

2. 上肢的淋巴管和淋巴结

上肢的浅淋巴管较多，淋巴结则有肘淋巴结和腋淋巴结。

3. 胸部的淋巴管和淋巴结

胸部的淋巴管和淋巴结可分为胸壁的淋巴管和淋巴结、胸腔脏器的淋巴管和淋巴结两种。

（1）胸壁的淋巴管和淋巴结：收集胸壁浅部、深部的淋巴管，输出管注入纵隔前淋巴结、后淋巴结或参与支气管纵隔干及直接汇入胸导管。

（2）胸腔脏器的淋巴管和淋巴结：收集胸腺、心包、心、膈、食管、气管、支气管、肺等器官的淋巴管。

4. 腹部的淋巴管和淋巴结

（1）腹壁的淋巴管和淋巴结：脐平面以上的腹前壁的淋巴管注入腋淋巴结，脐平面以下的腹前壁的淋巴管注入腹股沟淋巴结，腹后壁的淋巴管注入腰淋巴结。

（2）腹腔脏器的淋巴管和淋巴结：腹腔成对脏器的淋巴管直接汇入腰淋巴结，而不成对脏器的淋巴管则分别注入腹腔干、肠系膜上动脉和下动脉附近的淋巴结。

5. 盆部的淋巴管和淋巴结

盆部的淋巴结分为髂内、髂外、骶、髂总淋巴结，收集盆部器官的淋巴管。

6. 下肢的淋巴管和淋巴结

下肢的淋巴管分为浅、深两种，淋巴结包括腘淋巴结、腹股沟浅淋巴结、腹股沟深淋巴结。

总之，淋巴血管并行，凡是有血管的地方就有淋巴，凡是人体有窝的地方（如腋窝、肘窝、腹股沟、腘窝等）均有淋巴结。

（三）淋巴循环的生理意义

组织液渗入毛细淋巴管生成淋巴液，淋巴液经淋巴系统回流入静脉。因此，淋巴循环可被视为血液循环的一个侧支，其生理意义在于以下四个方面：

第一，参与调节血液与组织液之间的液体平衡。

第二，回收蛋白质，毛细淋巴管壁比毛细血管壁的通透性大，由毛细血管壁逸出的蛋白质可随组织液透入毛细淋巴管运回血液。

第三，运输脂肪、脂溶性维生素，由肠管吸收的脂肪的 80% ~ 90% 由淋巴循环运回血液。

第四，参与机体的防御屏障功能，侵入机体的细菌，随淋巴液流经淋巴结时，可被吞噬细胞清除。淋巴结尚可产生淋巴细胞和浆细胞，参与免疫反应。

（四）脾

脾是体内最大的淋巴器官，具有造血、滤血、清除衰老血细胞以及参与免疫反应等功能。

脾位于腹腔左季肋区，胃左侧与膈之间，相当于左侧第 9 ～ 11 肋的深面，其长轴与第 10 肋一致，正常情况下在肋弓下缘不能触及。活体脾为暗红色，质软而脆，易因暴力打击而造成破裂。脾的表面除脾门以外，均被以腹膜。

脾为扁椭圆形或扁三角形的实质性器官，可分为前、后两端，上、下两缘，内、外两面。脾前端较宽，朝向前外；后端钝圆，朝向后内。下缘较钝，朝向后下方；上缘锐利，朝向前上方并有 2 ～ 3 个脾切迹，为触诊时辨认脾的标志。内面又称脏面，凹陷，其中央有脾门，是神经、血管出入脾的部位；外面又称膈面，平滑隆凸，贴于膈下面。其中，脾的脏面前上方与胃底相邻，后下与左肾和左肾上腺紧靠。

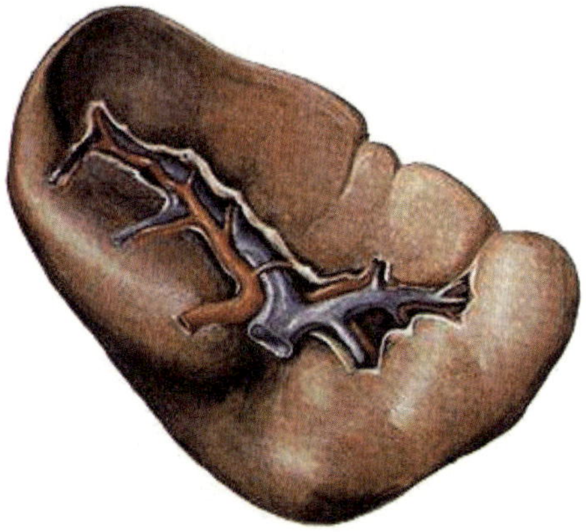

图 2-5　脾的脏面

第五节　呼吸系统

人体不断地吸取外界的氧气和呼出体内的二氧化碳进行气体交换的过程叫呼吸，它由呼吸系统来完成。

一、呼吸系统的结构

呼吸道由鼻、咽、喉、气管和支气管组成。空气通过鼻腔，经咽入喉，喉是呼吸的通道和发音器官。气管是圆筒形管道，管壁里覆盖着有纤毛的黏膜，能分泌黏液，粘住空气里的灰尘和细菌。气管下端在胸腔内分为左支气管、右支气管，然后在肺内形成树枝状的分支，最后形成呼吸性细支气管和很小的肺泡管。每一肺泡管附有很多肺泡，肺泡壁由一层薄的上皮细胞构成，外面缠绕着毛细血管和弹性纤维，有利于气体交换。

二、呼吸运动

胸廓有节奏的扩大和缩小叫呼吸运动，呼吸运动是呼吸肌活动的结果。人体主要的呼吸肌是肋间内肌、肋间外肌和隔，深呼吸时腹肌也参加活动。

第六节　消化系统

食物含有的各种营养成分，必须经消化系统消化和吸收，才能被人体利用。消化系统由消化道和消化腺组成。

一、消化道

消化道是一根很长的管道，包括口腔、咽、食管、胃、小肠、大肠和肛门。

口腔内有牙齿和舌，还有三对大唾液腺的导管开口。

咽是空气和食物的共同道路，食管上接咽、下通胃，长约 25 厘米，管壁肌肉由上而下顺序蠕动，能将咽下的食物逐渐推进入胃。

胃位于左上腹部，上口叫贲门，连食管，下口叫幽门，接十二指肠。胃壁分四层，由内向外依次为黏膜、黏膜下层、肌肉层、浆膜。胃黏膜上皮的凹陷形成胃腺。

小肠盘曲在腹腔内，长约 5 ~ 6 米，是消化食物和吸收营养的主要场所。小肠壁的结构和胃壁相似，也分四层。小肠黏膜表面皱襞上有很多突起，叫绒毛，大大增加了消化和吸收的面积。十二指肠是小肠的起始段，壁内有胆总管和胰管的共同开口。

大肠长约 1.5 米，末端开口于肛门。大肠开始部分在右下腹，叫盲肠。盲肠上连着一条细小的盲管，叫阑尾。盲肠以下依次为升结肠、横结肠、降结肠、乙状结肠和直肠。大肠能吸收水分、无机盐和维生素，并将食物残渣变成粪便。

二、消化腺

消化腺分两类，一类是位于消化道外的大消化腺，如唾液腺、肝脏和胰腺；另一类是消化道壁内的小腺体，如胃腺、肠腺等。

三对唾液腺是腮腺、颌下腺和舌下腺。肝脏是人体最大的消化腺，能分泌胆汁，胆汁先流入胆囊，进食后，胆囊收缩，胆汁经胆总管流入十二指肠。胰是人体第二大消化腺，在胃的后方，由外分泌部和内分泌部（胰岛）构成。

第七节　泌尿生殖系统

人体代谢终产物排出体外的过程叫排泄。排泄的途径是二氧化碳和一些水以气体形式由呼吸系统排出，一部分水和少量的无机盐、尿素可随汗液排出，而其他绝大部分代谢终产物则经泌尿系统，以尿的形式排出体外。

人体的泌尿系统由肾脏、输尿管、膀胱和尿道组成。

肾脏在腹后壁脊柱两旁，左右各一，是形成尿液的器官。周围颜色较深的叫皮质，皮质内颜色较浅的叫髓质，皮质和髓质合称为肾实质，约由一百多万个肾单位构成。每个肾单位包括肾小体和肾小管两个部分，肾小体由包在外面的肾小囊和肾小球构成，尿液经肾单位形成后，都汇集在肾盂里。

输尿管是一对细长的管道，上端与肾盂相通，下端开口于膀胱底。

膀胱在盆腔内，是由平滑肌构成的囊，有暂时贮存尿液的作用，有一个出口——尿道内口，通尿道。

尿道是尿液由膀胱排出体外的管道，女性尿道较短，附近有阴门、肛门。

生殖系包括男性生殖器和女性生殖器。男性、女性生殖器又各分为内生殖器和外生殖器。

男性内生殖器由生殖腺（睾丸），输精管道（附睾、输精管、射精管、男性尿道）和附属腺（精囊、前列腺、尿道球腺）组成，女性生殖器由卵巢、输卵管、子宫、阴道、外阴等组成。

[附] 乳房

乳房为人类和哺乳动物特有的结构。男性乳房不发达，但乳头的位置较为恒定，多位于第 4 肋间隙，或第 4 及第 5 肋骨水平，常作为定位标志。女性乳房于青春期开始发育、生长，妊娠期和哺乳期有泌乳活动。

1. 位置

乳房位于胸前部，胸大肌和胸筋膜的表面，上起第 2 ~ 3 肋，下至第 6 ~ 7 肋，内侧至胸骨旁线，外侧可达腋中线。

2. 形态

成年未产妇女的乳房呈半球形，紧张而有弹性。乳房中央有乳头，其位置因发育程度和年龄而异，通常在第 4 肋间隙或第 5 肋间隙与锁骨中线相交处。乳头顶端有输乳管的开口。乳头周围的皮肤色素较多，形成乳晕，表面有许多小隆起，其深面为乳晕腺，可分泌脂性物质滑润乳头。妊娠期和哺乳期，乳腺增生，乳房增大；停止哺乳后，乳腺萎缩，乳房变小；老年时，乳房萎缩而下垂。

3. 结构

乳房由皮肤、皮下脂肪、纤维组织和乳腺构成。纤维组织主要包绕乳腺，形成不完整的囊，并嵌入乳腺内，将腺体分割成 15 ~ 20 个乳腺叶，叶又分为若干乳腺小叶。一个乳腺叶有一个排泄管，称为输乳管，行向乳头，在近乳头处膨大称输乳管窦，其末端变细，开口于乳头。乳腺叶和输乳管均以乳头为中心，呈放射状排列。乳腺周围的纤维组织还发出许多小的纤维束，向深面连于胸筋膜，向浅面连于皮肤和乳头，对乳房起支持和固定的作用，称为乳房悬韧带。当乳腺癌侵及此韧带时，纤维组织增生，韧带缩短，牵引皮肤向内凹陷，致使皮肤表面出现许多点状小凹，类似橘皮，临床上称橘皮样变，是乳腺癌早期常有的一个体征。

第八节　内分泌系统

人体的腺体有两类，一类是有导管的腺体，称外分泌腺，如唾液腺、汗腺、皮脂腺等，其分泌物都通过导管排出。一类是没有导管的腺体，称内分泌腺，如垂体、甲状腺、肾上腺、性腺、胰腺等，其分泌物直接进入腺体内的毛细血管，随血液循环输送到全身各处。内分泌腺分泌的对身体有特殊作用的物质叫激素。

甲状腺是人体内最大的内分泌腺，位于喉和气管的两侧，分泌的激素叫甲状腺素，有促进新陈代谢和提高神经系统兴奋性等作用。碘是合成甲状腺素的主要原料。

胰腺内的胰岛能分泌胰岛素，主要调节糖的代谢，对蛋白质和脂肪代谢也有影响。

垂体在脑的底部，大小如豌豆，能分泌多种激素，调节人体的新陈代谢和生长、发育，并能调节其他内分泌腺的活动。

第九节　神经系统

一、神经系统概述

神经系统由脑、脊髓和它们所发出的神经组成。脑和脊髓是神经系统的中枢部分，称中枢神经，它们所发出的神经称周围神经。

神经元是构成神经系统的基本结构和功能的单位。它由细胞体和突起（长的称轴突，短的称树突）组成。细胞体主要集中在脑和脊髓里，色泽灰暗，故称灰质。在周围神经系统中，功能相同的神经元细胞体汇集在一起，叫神经节。脑、脊髓的结构里除灰质以外，还有白质。白质由许许多多的神经纤维组成，色泽亮白，故称白质。

神经纤维主要分布在周围神经系统里，许多神经纤维集结成束，外面包裹着结缔组织膜，就成为一条神经，最粗大的为坐骨神经。

神经纤维按照传导兴奋的方向，可以分为两类：一类神经纤维是把兴奋从外周传向脑、脊髓的，称传入神经纤维（又称感觉神经纤维）；另一类神经纤维是把兴奋从脑、脊髓传向外周的，称传出神经纤维（又称运动神经纤维）。传入神经纤维组成的神经，称传入神经（又叫感觉神经）；传出神经纤维组成的神经，称传出神经（又叫运动神经）。两者共同组成的神经，叫混合神经。脑神经共 12 对，分别归属以上三类；脊神经共 31 对，全都是混合神经。

二、脊髓和脊神经

脊髓位于脊柱的椎管内，上端与脑的延髓相连，下端与第一腰椎下缘平齐。脊髓的灰质在中央，呈蝴蝶形，是神经元细胞体集中的地方。白质在周围，由神经纤维组成。灰质有四个角，前面粗大的称前角，后面较狭细的称后角。后角的中间神经元和脊神经的后根（感觉神经纤维）有联系，前角内含有许多运动神经元，它所发出的纤维组成脊神经的前根。

在两个相邻的椎骨之间，左、右两侧各有一个孔，叫椎间孔。前根和后根在椎间孔处合成一条脊神经。脊神经共 31 对，上部的脊神经分布在颈部、上肢和躯干上部，下部的脊神经分布在躯干下部和下肢。

三、脑和脑神经

脑位于颅腔内，包括大脑、小脑和脑干三个部分。

大脑最发达，由两个大脑半球组成，表层（皮层）是灰质，有许多凹陷的沟和隆起的回，主要由神经元的细胞体构成，是调节人体生命活动的最高中枢。

小脑位于大脑的后下方，脑干的背侧，对人体运动起重要的协调作用。

脑干在大脑下面，由间脑、中脑、脑桥和延髓组成。延髓下面连接脊髓。脑干由灰质和白质组成，灰质为脑神经的重要核团，白质为重要的上下行传导束，脑干部还有心血管中枢和呼吸中枢等。

脑所发出的神经共有 12 对，绝大部分分布在头部的感觉器官、皮肤和肌肉等处。

脑神经和脊神经中，都有一部分传出神经纤维（运动神经纤维），分布在心肌、各个内脏器官（包括血管）的平滑肌和腺体等处，支配各种内脏器官的活动。这部分传出神经纤维所组成的神经叫植物性神经（属周围神经系统），植物性神经又分交感和副交感两大类，它们的作用是相反的。例如，交感神经可使心跳加快、增强，副交感神经则使心跳减慢、减弱等。

四、交感神经与副交感神经

交感神经和副交感神经是植物神经系统的一部分，交感神经系统的活动比较广泛，主要满足人体紧张状态时的生理需要，刺激交感神经能引起腹腔内脏及皮肤末梢血管收缩、心搏加强和加速、瞳孔散大、消化腺分泌减少、疲乏的肌肉工作能力增加等。人体在正常情况下，功能相反的交感神经和副交感神经处于相互平衡、制约的状态。当机体处于紧张活动状态时，交感神经活动起着主要作用，而刺激副交感神经则能引起心搏减慢、消化腺分泌增加、瞳孔缩小、膀胱收缩等反应。可见，副交感神经的作用主要是满足人体安静状态时的生理需要。

第三章　中医基础知识

第一节　中医学的基本特点

中医学理论体系是经过长期的临床实践，在唯物论和辩证法思想指导下逐步形成的，它来源于实践，反过来又指导实践，其独特的理论体系有两个基本特点。

一、整体观念

整体就是统一性和完整性。中医学非常重视人体本身的统一性、完整性及其与自然界的相互关系，它认为人体是一个有机整体，构成人体的各个组成部分之间，在结构上是不可分割的，在功能上是相互协调、相互为用的，在病理上是相互影响着的。同时也认识到人体与自然环境有密切关系，人类在能动地适应自然和改造自然的斗争中，维持着机体的正常生命活动。这种内外环境的统一性，机体自身整体性的思想，称之为整体观念，它贯穿在中医的生理病理、诊法、辨证、治疗等方面。

二、辨证论治

证是机体在疾病发展过程中的某一阶段的病理概括，包括病变的部位、原因、性质以及邪正关系，反映出疾病发展过程中某一阶段的病理变化的本质。所谓辨证，就是将四诊（望、闻、问、切）所收集的资料，通过分析、综合，辨清疾病的原因、性质、部位以及邪正之间的关系，概括、判断为某种性质的证。论治又称施治，就是根据辨证的结果，确定相应的治疗方法。辨证是决定治疗的前提和依据，论治是治疗疾病的手段和方法，辨证论治是中医认识疾病和治疗疾病的基本原则。

中医基础知识主要阐述人体的生理、病理、病因以及疾病的防治原则等基本理论知识，内容共分阴阳五行、藏象、气、血、津液、病因与发病、体质学说、养生与防治、诊法等部分。

第二节　阴阳五行

阴阳五行学说是阴阳学说与五行学说的合称。

一、阴阳

阴阳是中国古代哲学的一对范畴。阴阳的最初涵义很朴素，是指日光的向背，向日为阳，背日为阴，后来引申为气候的寒热，方位的上下、左右、内外，运动状态的躁动和宁静，等等。古代思想家看到一切现象都有正反两个方面，就用阴阳这个概念来解释自然界两种对立和消长的物质势力。一般来说，凡是运动的、外向的、上升的、温热的、明亮的，都属于阳；相对静止的、内守的、下降的、寒冷的、晦暗的，都属于阴。人体脏腑组织的阴阳属性，就大体部位来说，上部为阳，下部为阴；体表属阳，体内属阴。就其背腹、四肢内外侧来说，则背为阳，腹为阴；四肢外侧为阳，内侧为阴。就脏腑而言，五脏属里为阴，六腑属表为阳。事物的阴阳属性并不是绝对的，而是相对的，这种相对性，一方面表现为在一定条件下阴和阳之间可以发生相互转化，即阴可以转化为阳，阳也可以转化为阴；另一方面体现于事物的无限可分性，例如，昼为阳，夜为阴，而上午与下午相对而言，则上午为阳中之阳，下午为阳中之阴，前半夜与后半夜相对而言，则前半夜为阴中之阴，后半夜为阴中之阳。

阴阳学说的基本内容包括以下四个方面。

1. 阴阳对立

阴阳学说认为自然界一切事物或现象都存在着相互对立的阴阳两个方面，如上下、天地、动静、寒热等。阴阳既是对立的，又是统一的，统一是对立的结果。阴阳两个方面的相互对立主要表现为它们之间的相互制约和相互斗争。

制约与斗争的结果取得了统一，即取得了动态平衡。人体之所以能进行正常的生命活动，就是阴与阳相互对立与制约而取得统一（动态平衡）的结果，如果这种动态平衡遭到破坏，即会形成疾病。

2. 阴阳互根

阴阳两个方面既是相互对立的，又是相互依存、相互为用的，阴依存于阳，阳依存于阴，任何一方都不能脱离另一方而单独存在，每一方都是以对方的存在作为自己存在的条件。阴阳的这种相互依存的关系，称之为阴阳互根。

3. 阴阳消长

阴和阳之间的对立制约、互根互用不是处于静止不变的状态，而是处于“阴消阳长”或“阳消阴长”的运动变化之中。在一定限度内，阴阳之间不断地互为消长，保持着阴阳的动态平衡，维持着事物正常的发展变化。

4. 阴阳转化

阴阳转化是指阴阳对立的双方在一定的条件下，可以各自向其相反的方向转化，即阴可以转化为阳，阳也可以转化为阴，阴阳相互转化一般都表现在事物变化的“物质”阶段，即“物极必反”。如果说阴阳消长是一个量变过程的话，则阴阳转化便是在量变基础上的质变。

二、五行

五行学说认为木、火、土、金、水是构成物质世界不可缺少的最基本物质，这五种基本物质之间的相互滋生、相互制约的运动变化构成了物质世界。古人在长期的生活和生产实践中，在对木、火、土、金、水五种物质特性的朴素认识基础上，进行抽象而逐渐形成了理论概念，用以分析各种事物的五行属性和研究事物之间的相互联系。因此，五行的特性虽然来自木、火、土、金、水，但是实际上已超越了木、火、土、金、水具体物质的本身，而具有了更广泛的涵义。

具有生长、升发、条达、舒畅等作用的事物，均归属于木；具有温热、升腾作用的事物，均归属于火；具有生化、承载、受纳作用的事物，均归属于土，故有“土为万物之母”之说；具有清洁、肃降、收敛等作用的事物，均归属于金；具有寒凉、滋润、下行的事物，均归属于水。

五行学说将事物的性质和作用与五行的特性相类比，来推演和归纳事物的五行属性，如事物与木的特性相类似，则归属于木；与火的特性相类似，则归属于火；等等。五行学说把自然界中的千变万化的事物归纳为木、火、土、金、水的五行系统，把人体中的各种组织器官归纳为以五脏为中心的五个生理、病理系统，进而又把人体与自然界有机地联系起来。

表 3–1　事物属性五行归类表

自然界							五行	人体						
五声	五味	五色	五化	五气	五方	五季		五脏	五腑	五官	五体	五华	五志	五液
角	酸	青	生	风	东	春	木	肝	胆	目	筋	爪	怒	泪
徵	苦	赤	长	暑	南	夏	火	心	小肠	舌	脉	面	喜	汗
宫	甘	黄	化	湿	中	长夏	土	脾	胃	口	肉	唇	思	涎
商	辛	白	收	燥	西	秋	金	肺	大肠	鼻	皮	毛	悲	涕
羽	咸	黑	藏	寒	北	冬	水	肾	膀胱	耳	骨	发	恐	唾

五行学说认为，五行之间在正常情况下存在着相生相克的关系，在反常情况下存在着相乘相侮的关系。相生是指这一事物对另一事物具有促进、助长和滋生的作用，相克是指这一事物对另一事物的生长和功能具有抑制和制约的作用。正因为事物之间存在着相生、相克的关系，才能维持正常的生长和发展。

五行的相生次序是：木生火，火生土，土生金，金生水，水生木，依次相生，循环无尽，在相生关系中，任何一行都有“生我”和“我生”两个方面的关系。生我者为母，我生者为子。所以相生关系也称“母子”关系。如以火为例，由于木生火，故“生我”者为木，火生土，故“我生”者为土，木为火之母，土为火之子。

五行的相克次序是：木克土，土克水，水克火，火克金，金克木，依次相克，循环无尽。在相克关系中，任何一行都有“克我”和“我克”两个方面的关系。“克我”者为我所不胜，“我克”者为我所胜。所以五行相克的关系又叫“所胜”与“所不胜”的关系。以土为例，“克我”者木，则木为土之“所不胜”；“我克”者水，则水为土之“所胜”。

五行学说就是以五行之间的这种错综复杂的生克制化关系来说明任何一个事物都需要其他事物的滋生和制约的整体调节，既防止其太过，也防止其不及，从而维持着一事物与他事物的相对平衡。

相乘即相克太过，超过正常制约的程度，使事物之间失去了正常的协调关系。乘，即乘虚侵袭之意。五行相乘的次序与相克的次序一样，只是程度超过了正常限度。相侮即反克，是指五行中的某一行过于强盛，对原来“克我”的一行进行反克。侮，即欺侮，有恃强凌弱之意。其次序与相克的相反。相乘和相侮都是不正常的相克现象。前者是按五行的相克次序发生的过强的克制而形成的五行间的生克制化的异常；后者则是与五行相克的次序发生相反方向的克制而形成的五行间生克制化的异常。

第三节　藏象

“藏象”两字首见于《素问·六节藏象论》。藏指藏于体内的内脏，象指表现于外的生理、病理现象，藏象学说指通过对人体生理、病理现象的观察，研究人体各个脏腑的生理功能、病理变化及其相互关系的学说。藏象学说以脏腑为基础，按照脏腑的生理功能特点，可将其分为脏、腑、奇恒之腑三类：脏，即心、肺、脾、肝、肾，合称为“五脏”；腑，即胆、胃、小肠、大肠、膀胱、三焦，合称为“六腑”；奇恒之腑，即脑、髓、骨、脉、胆、女子胞（子宫）。

五脏的共同生理特点是化生和贮藏精气；六腑的共同生理特点是受盛和传化水谷；奇恒之腑，即是指这一类腑的形态及其生理功能均异于“六腑”，不与水谷直接接触，而是一个相对密闭的组织器官，而且还具有类似于脏的贮藏精气的作用，因而称为奇恒之腑。

藏象学说的主要特点，是以五脏为中心的整体观。以脏腑分阴阳，一阴一阳相为表里，脏与腑是一个整体，如心与小肠相表里。五脏各有外候，与形体诸窍各有特定的联系。

一、心与小肠

心居胸中，有心包护于外。心为神之居、血之主、脉之宗，在五行属火，起主宰生命活动的作用。其生理功能主要有两个方面，一是主血脉，二是主神志。心不仅包括心、血、脉在内的完整的循环系统，而且还主宰精神、意识和思维活动，心开窍于舌，其华在面，在志为喜，在液为汗。手少阴心经与手太阳小肠经在心与小肠之间相互络属，故心与小肠相为表里。小肠的主要生理功能是受盛、化物和泌别清浊。

二、肺与大肠

肺位于胸腔，左右各一，在五行属金。其主要生理功能是主气司呼吸，主宣发肃降，通调水道，朝百脉而主治节，以辅佐心脏调节气血的运行。肺上通喉咙，外合皮毛，开窍于鼻，在志为忧，在液为涕。手太阴肺经与手阳明大肠经相互络属，故肺与大肠相表里。大肠的主要生理功能是转化糟粕。

三、脾与胃

脾位于中焦，在膈之下，在五行属土。其主要生理功能是主运化，升清和统摄血液。脾开窍于口，其华在唇，在志为思，在液为涎，主肌肉与四肢。足太阴脾经与足阳明胃经相互络属，故脾与胃相为表里，胃的主要生理功能是受纳与腐熟水谷，胃以降为和。脾和胃同属于消化系统的主要脏器，机体的消化运动主要依赖于脾和胃的生理功能。机体生命活动的持续和气、血、津液的生化，都有赖于脾胃运化的水谷精微，所以称脾胃为气血生化之源，“后天之本”。脾的生理特性是主升和喜燥恶湿，胃的生理特性是主降和喜润恶燥。

四、肝与胆

肝位于腹部，横膈之下，右胁之内，在五行属木。其主要生理功能是主藏血、主疏泄。肝开窍于目，主筋，其华在爪，在志为怒，在液为泪。肝的生理特性是喜条达而恶抑郁，主升主动，其气易亢易逆。不仅是足厥阴经与足少阳胆经相互络属于肝胆之间，而且肝与胆本身也直接相连，相为表里。胆的主要生理功能是贮存和排泄胆汁。

五、肾与膀胱

肾位于腰部，脊柱两旁，左右各一。由于肾藏有“先天之精”，为脏腑阴阳之本，生命之源，故称肾为“先天之本”。肾在五行属水。其主要生理功能是藏精，主生长、发育、生殖和水液代谢，肾主骨生髓，外荣于发，开窍于耳和二阴，在志为恐与惊，在液为唾。足少阴肾经与足太阳膀胱经相互络属，肾与膀胱在水液代谢方面亦直接相关，故肾与膀胱相为表里。膀胱的主要生理功能是贮尿和排尿。

[附]心包与三焦

心包是包在心脏外面的包膜，具有保护心脏的作用，所以外邪侵袭于心，首先心包受病。手厥阴心包经与手少阳三焦经相互络属，故心包与三焦互为表里。三焦是上焦、中焦、下焦的合称。三焦的主要生理功能是通行元气和通行水液。

第四节　气、血、津液

气、血、津液是构成人体的基本物质，是脏腑、经络等组织器官进行生理活动的物质基础。

气是不断运动着的具有很强活力的精微物质。人体的气，其来源是禀受于父母的先天之精气、饮食物中的水谷之精气和存在于自然界的清气。这三种“原料”通过肺、脾、胃和肾等脏器的生理功能的综合作用而生成气。气主要有推动、温煦、防御、固摄、气化的作用。根据气的主要来源、分布部位和功能特点，可以把气分为元气、宗气、营气和卫气等。

血是循行于脉管中的红色液体物质，主要由营气和津液所组成。营气和津液均来自脾、胃消化吸收而生成的水谷精微，所以说脾胃是气血生化之源。血具有营养和滋润全身的生理功能，又是神志活动的物质基础。

津液是机体一切正常水液的总称。包括各脏腑组织内的体液及其正常的分泌物，如胃液、肠液和涕、泪等。津液的生成、输布与排泄是一个由众多脏腑共同参与的复杂的生理过程，对肺、脾、肾三脏的生理功能起着主要的调节作用。津液具有滋润和濡养全身的生理功能。

气、血、津液的性状及其生理功能，虽各有其特点，但三者均是构成人体和维持人体生命活动的基本物质。在生成上，均来源于水谷精微；在生理上，常相互为用、相互制约；在病理上，又相互影响。从气、血、津液的相对属性来分阴阳，则气具有推动、温煦等作用，属于阳；血和津液，都为液态物质，具有濡养、滋润等作用，属于阴。气和血之间，存在着“气为血之帅”“血为气之母”的密切关系。具体地说，即是存在着气能生血、行血、摄血和血能载气四个方面的关系。气和津液的关系与气和血的关系相似。津液的生成、输布和排泄，全赖于气的升降出入运动和气的气化、温煦、推动、固摄作用，而气在体内的存在，不仅依附于血，亦依附于津液，故津液亦是气的载体。血和津液都有滋润和濡养的作用，都来源于水谷精气，由水谷精气所化生，津液渗注于脉中，即成为血液的组成部分，故有“津血同源”之说。

第五节　病因与发病

中医学认为，人体各脏腑组织之间，以及人体与外界环境之间，既对立又统一，它们在不断地产生矛盾而又解决矛盾的过程中，维持着相对的动态平衡，从而保持着人体正常的生理活动。当这种动态平衡因某种原因而遭到破坏，又不能立即自行调节得以恢复时，人体就会发生疾病。

破坏人体相对平衡状态而引起疾病的原因就是病因。导致疾病发生的原因多种多样，主要有六淫、疠气、七情、饮食、劳倦，以及外伤、兽虫、痰饮、瘀血等。

六淫是风、寒、暑、湿、燥、火六种外感病邪的统称。风、寒、暑、湿、燥、火在正常的情况下，称为“六气”，是自然界六种不同的气候变化。当气候变化异常，六气发生太过或不及，或非其时而有其气（如春天应温而反寒，秋天应凉而反热等），以及气候变化过于急骤（如暴冷、暴热等），在人体的正气不足，抵抗力下降时，六气才能成为致病因素，侵犯人体发生疾病，这种情况下的六气便称为“六淫”。

疠气是一类具有强烈传染性的病邪。疠气致病，具有发病急骤、病情较重、症状相似、传染性强、易于流行等特点。

七情指喜、怒、忧、思、悲、恐、惊七种情志变化，是机体的精神状态。七情是人体对客观事物的不同反映，在正常情况下，一般不会使人致病。只有突然强烈或长期持久的情志刺激，超过了人体本身的正常生理活动范围，使人体气机紊乱，脏腑阴阳气血失调，才会导致疾病的发生。由于它是造成内伤病的主要致病因素，故又称“内伤七情”。

饮食、劳动和休息是人类生存和保持健康的必要条件。但饮食要有一定的节制，劳逸需要合理安排，否则会影响人体生理功能，使气机紊乱或正气损伤，产生疾病。

痰饮和瘀血是人体受某种致病因素作用后，在疾病过程中所形成的病理产物。这些病理产物形成之后，会直接或间接作用于人体某一脏腑组织，发生多种病证。

尽管疾病的种类繁多，临床征象错综复杂、千变万化，各个疾病、各个症状都有各自的病机，但是从总体来说，总离不开邪盛正衰、阴阳失调、气血失常、津液代谢失常、内生五邪、经络和脏腑功能紊乱等病理变化的一般规律。

第六节　体质学说

体质又称禀赋、禀质等，是人体在先天遗传和后天获得的基础上所形成的功能和形态上相对稳定的固有特性。体质是禀受于先天，受后天影响，在生长、发育过程中所形成的与自然、社会环境相适应的人体形态结构、生理功能和心理因素的综合的相对稳定的固有特征。

人体体质是基于先天遗传和后天获得两个基本方面形成的，反映了中医学关于机体内外环境相统一的整体观念，说明人体体质在后天生长、发育过程中是与外界环境相适应而形成的，体质学说充分体现出中医学形神合一的体质观。

中医学认为，人体的体质既包括身体要素，又包括心理要素，并且两者高度统一。一定的形态结构必然产生、表现出其特有的生理功能和心理特征，后者以前者为基础；良好的生理功能和心理特征是正常形态结构的反映，并保证其相对稳定。两者相互依存，不可分离，在体质的固有特征中综合体现出来。

中医九分法将人体体质分为平和质、气虚质、阳虚质、阴虚质、痰湿质、湿热质、血瘀质、气郁质和特禀质。

平和质：阴阳气血调和，是以体态适中、面色红润、精力充沛等为主要特征的体质状态。

气虚质：元气不足，是以疲乏、气短、自汗等气虚表现为主要特征的体质状态。

阳虚质：阳气不足，是以畏寒怕冷、手足不温等虚寒表现为主要特征的体质状态。

阴虚质：阴液亏少，是以口燥咽干、手足心热等虚热表现为主要特征的体质状态。

痰湿质：痰湿凝聚，是以体型肥胖、腹部肥满、口黏苔腻等痰湿表现为主要特征的体质状态。

湿热质：湿热内蕴，是以面垢油光、口苦、苔黄腻等湿热表现为主要特征的体质状态。

血瘀质：血行不畅，是以肤色晦暗、舌质紫暗等血瘀表现为主要特征的体质状态。

气郁质：气机郁滞，是以神情抑郁、忧虑脆弱等气郁表现为主要特征的体质状态。

特禀质：先天失常，是以生理缺陷、过敏反应等为主要特征的体质状态。

其中，平和质是正常体质，但是阴阳的平衡是阴阳消长动态平衡，所以总是存在偏阴或偏阳的状态，只要不超过机体的调节和适应能力，均属于正常生理状态。

第七节　养生与防治

预防是指采取一定的措施，防止疾病的发生与发展。预防包括未病先防和既病防变两个方面。

未病先防就是在疾病未发生之前，做好各种预防工作，以防止疾病的发生。邪气是导致疾病发生的重要条件，而正气不足是疾病发生的内在原因和根本条件，外邪通过内因而起作用。因此，要增强体质，提高正气抗邪能力，同时还要注意防止病邪的侵害。既病防变就是在疾病已经发生后，应争取早期诊断、早期治疗，以防止疾病的发展与转变。

养生与防治的具体方法见中级芳香疗法技能部分。

第八节　诊法

诊法即中医诊察收集病情资料的基本方法，中医传统诊法主要包括望、闻、问、切“四诊”。在这一部分的内容中，除介绍中医传统四诊之外，还特别对芳香疗法工作者常用的物理诊法进行讲解。

一、四诊

望诊是医生运用视觉察看患者的神、色、形、态、舌象、头面、五官、四肢、二阴、皮肤以及排出物等，以发现异常表现，了解病情的诊察方法。

闻诊是医生运用听觉诊察患者的语言、呼吸、咳嗽、呕吐、嗳气、肠鸣等声音，以及运用嗅觉嗅患者发出的异常气味、排出物的气味，以了解病情的诊察方法。

问诊是询问患者有关疾病的情况、自觉症状、既往病史、生活习惯等，从而了解患者的各种病态感觉以及疾病的发生发展、诊疗等情况的诊察方法。

切诊是医生用手触按患者的动脉脉搏和触按患者的肌肤、手足、胸腹、腧穴等部位，测知脉象变化及有关异常征象，从而了解病变情况的诊察方法。

通过四诊所收集到的病情资料，主要包括症状、体征和病史。症状是指患者主观感到的痛苦或不适，如头痛、耳鸣、胸闷、腹胀等，体征是指客观能检测出来的患者的异常征象，如面色白、喉中哮鸣、大便腥臭、舌苔黄、脉浮数等，而症状和体征又可统称症状，或简称“症”，古代还有将其称为病状、病形、表现者。

二、物理诊法

（一）颈部检查

1. 臂丛神经牵拉试验

受术者端坐，检查者用一只手将患者头部推向健侧，另一只手握住受术者腕部向外上方牵拉。若引起一侧肢体麻木、疼痛，即为阳性，多提示为神经根型颈椎病。

2. 前斜角肌加压试验

检查者双手拇指放在受术者锁骨上窝偏内，相当于对前斜角肌走行部施加压力。若上肢出现放射性疼痛及麻木感，即为阳性，提示前斜角肌综合征。

（二）腰背部检查

1. 屈膝试验（跟臀试验）

受术者俯卧，检查者使其膝关节屈曲，使足跟接近受术者臀部。若出现腰部和大腿前侧放射性痛，即为阳性，提示腰第二、第三或腰第三、第四节椎间盘突出。

2. 直腿抬高试验

受术者仰卧，膝关节伸直，检查者嘱其做直腿抬高。若在 60° 以下出现坐骨神经走行区域放射性疼痛，即为阳性，提示腰椎间盘突出。

3. 内旋髋试验

受术者仰卧位，嘱其患肢伸直并抬高。当出现坐骨神经痛时，医生可用力做被动内旋髋关节的运动，此时坐骨神经痛加剧，即为阳性，多见于梨状肌损伤综合征。

4. 足踇趾背伸、跖屈抗阻力试验

受术者仰卧位，足踇趾用力进行背伸和跖屈动作，检查者同时给予阻力，并进行两侧对比。如果背伸无力，提示腰椎间盘突出在腰第四、第五节段；跖屈无力，则提示腰椎间盘突出在腰第五、骶第一节段。

5. 骨盆分离及挤压试验

受术者仰卧位，检查者用双手分别按压其双侧髂嵴，并用力向外下方挤压，称骨盆分离试验；反之，用双手将受术者两髂骨翼向中心相对挤压，称骨盆挤压试验。若能诱发出疼痛者，即为阳性，多见于骨盆环形骨折或骶髂关节病变。

6.“4”字试验

受术者仰卧，健侧下肢伸直，患肢屈曲外旋，将其足置于健侧膝上方，检查者一只手压住患侧的膝上方，另一只手压住健侧髂前上棘，使患侧骶髂关节扭转。若产生疼痛，即为阳性，提示髋关节病变、骶髂关节病变、耻骨联合分离症。

（三）肩部检查

1. 叶加森氏试验

叶加森氏试验又称肱二头肌抗阻力试验。受术者屈肘 90°，检查者手握其腕部，对抗用力，使受术者肘关节伸直。若结节间沟处产生疼痛，即为阳性，提示肱二头肌长头肌腱炎。

2. 疼痛弧试验

受术者患肢做主动或被动外展，在 60° ～ 120° 范围内。若肩部出现疼痛，即为阳性，提示冈上肌肌腱炎。

（四）肘部检查

1. 网球肘试验

受术者前臂稍弯曲，手呈半握拳，腕关节尽量屈曲，然后将前臂完全旋前，再将肘伸直。若在肘伸直时，肱桡关节的外侧发生疼痛，即为阳性，提示肱骨外上髁炎。

2. 腕屈肌紧张（抗阻力）试验

受术者伸手指和背伸腕关节，检查者以手按压受术者手掌，受术者抗阻力屈腕。若肘内侧痛，即为阳性，提示肱骨内上髁炎。

（五）腕掌指部检查

1. 握拳试验

受术者手握拳（拇指在里，四指在外），腕关节向尺侧屈腕。若桡骨茎突部出现剧烈疼痛，即为阳性，提示桡骨茎突狭窄性腱鞘炎。

2. 屈腕试验

将受术者腕关节极度屈曲，引起手指麻木，即为阳性，提示腕管综合征。

（六）髋关节检查

屈膝屈髋分腿试验

受术者仰卧，双下肢屈曲外旋，两足底相对，检查者两手分别置于膝做双膝分腿动作。若出现股内侧疼痛，即为阳性，提示内收肌痉挛。

（七）膝部检查

1. 浮髌试验

受术者仰卧，患肢伸直，检查者一只手压在髌上囊部，另一只手食指按压髌骨，一压一放，反复数次。若有漂浮感，提示关节腔内有积液。

2. 麦氏试验

受术者仰卧，检查者一只手握住患肢足部，另一只手拇指及其余四指分别摸住膝关节内、外侧关节间隙，先使膝关节极度屈曲，然后将小腿内收外旋，并逐渐伸直膝关节。此时若内侧膝关节疼痛或有弹响，提示内侧半月板损伤。反之，使小腿外展内旋，逐渐伸直膝关节。若有外侧膝关节疼痛或弹响，则提示外侧半月板损伤。

3. 侧向挤压试验

受术者仰卧，伸直下肢，检查者一只手握住其踝关节向外侧施加压力，另一只手在其膝关节做向内侧加压，使膝关节内侧副韧带承受外翻张力。若有疼痛或有侧方活动，即为阳性，提示内侧副韧带损伤。做相反方向施加压力，使膝关节外侧副韧带承受内翻张力。此时若有疼痛或侧方活动，则提示外侧副韧带损伤。

第四章　经络腧穴基础知识

第一节　经络概述

一、经络的概念

经络学说是研究人体经络的生理功能、病理变化及其与脏腑相互关系的学说，是中医学理论体系的重要组成部分。

经络是运行全身气血，联络脏腑肢节，沟通上下内外的通路。经络是经脉和络脉的总称，其中经脉是主干，络脉是分支，经有路径的意思，络有网络的意思。经脉大多循行于较深的部位，络脉循行于较浅的部位。经脉有一定的循行径路，而络脉则纵横交错，网络全身，把人体所有的脏腑、器官、孔窍以及皮肤、筋肉等组织联结成一个统一的有机整体。经络的生理功能主要表现在沟通表里上下、联系脏腑器官、通行气血、濡养脏腑组织、感应传导以及调节人体各部分功能等方面。

二、经络的组成

经络系统由经脉和络脉组成。在内连属于脏腑，在外连属于筋肉、皮肤。

经脉可分为正经和奇经。正经有十二条，即手足三阴经和手足三阳经，合称十二经脉，是气血运行的主要通道。奇经有八条，即督脉、任脉、冲脉、带脉、阴跷脉、阳跷脉、阴维脉、阳维脉，合称奇经八脉，有统率、联络和调节十二经脉的作用。十二经别是从十二经脉别生的经脉。络脉是经脉的分支，有别络、浮络、孙络之分，其中别络是较大的和主要的络脉。十二经脉与督脉、任脉各有一支别络，再加上“脾之大络”，合称十五别络。浮络是循行于人体浅表部位而常浮现的络脉，孙络是最细小的络脉。

此外，还有十二经筋和十二皮部，是十二经脉与筋肉和体表的连属部分。

第二节　腧穴概述

一、腧穴的概念

腧穴是人体脏腑经络气血输注于体表的部位，也是接受针灸、按摩刺激的部位。

二、腧穴分类

分布在人体的腧穴很多，大体分为十四经穴、奇穴、阿是穴三类。凡归属于十二经脉与任、督二脉的腧穴，称十四经穴，简称经穴。奇穴是指没有归属于十四经的腧穴，因其有奇效，故称奇穴。那些既无具体名称，也无固定部位，而是以痛处为穴的腧穴，称阿是穴。

三、腧穴的作用

腧穴的作用与脏腑、经络有密切关系，每个腧穴都有较广泛的主治范围。本经腧穴能治本经病，表里经腧穴能相互治疗表里两经病，邻近经腧穴能配合治疗局部病，各经的主治既有其特殊性，又有其共同性。

四、特定穴

特定穴是指十四经中具有特殊治疗作用，并有特定称号的那些腧穴。由于它们的主治功能不同，因此有五输穴、原穴、络穴、背俞穴、募穴、八脉交会穴、八会穴、下合穴等不同的名称。

第三节　十二经脉及常用穴位

十二经脉分布在人体内外，经脉中的气血运行是循环贯注的，即从手太阴肺经开始，依次至手阳明大肠经、足阳明胃经、足太阴脾经、手少阴心经、手太阳小肠经、足太阳膀胱经、足少阴肾经、手厥阴心包经、手少阳三焦经、足少阳胆经、足厥阴肝经，再传至手太阴肺经，首尾相贯，如环无端。

一、手太阴肺经（11 穴）

（一）经脉循行

手太阴肺经起于中焦，向下联络大肠，回绕过来沿着胃的上口上行，穿过横膈，属于肺脏，从肺系（肺与喉咙相连系的部位）横行出来（中府），沿上臂内侧，行于手少阴经和手厥阴经的前面，下行到肘窝中，沿着前臂内侧桡侧前缘进入寸口，经过鱼际，出拇指内侧端（少商）。

分支从手腕后方（列缺）处分出，沿掌背侧走向食指内侧端（商阳），与手阳明大肠经相接。

（二）经脉主治

手太阴肺经主治咳嗽，气喘，咳血，咽喉肿痛，伤风，胸部胀满，缺盆部及手臂内侧前缘痛，肩背部寒冷、疼痛等症。

（三）常用腧穴

【中府】

定位：前正中线旁开 6 寸，平第一肋间隙处。

主治：咳嗽，气喘，肺胀满，胸痛，肩背痛。

【尺泽】

定位：肘横纹中，肱二头肌腱桡侧凹陷处。

主治：咳嗽，咳血，潮热，气喘，咽喉肿痛。

【列缺】

定位：桡骨茎突上方，腕横纹上 1.5 寸。

主治：头痛，项强，咳喘，咽喉肿痛，齿痛。

二、手阳明大肠经（20 穴）

（一）经脉循行

手阳明大肠经起于食指末端（商阳），沿着食指桡侧缘，通过第一、二掌骨之间（合谷），进入两筋（拇长伸肌腱与拇短伸肌腱）之间，沿前臂桡侧至肘部外侧，再沿上臂前缘，上走肩端（肩髃），沿肩峰前缘，向上出于颈椎“手足三阳经聚会处”（大椎，属督脉），再向下进入缺盆（锁骨上窝）部，联络肺脏，通过横膈，属于大肠。从缺盆上走颈部，经过面颊进入下齿龈中，回绕至上唇，交叉于人中，左脉向右，右脉向左，分布在鼻孔两侧（迎香），与足阳明胃经相接。

（二）经脉主治

手阳明大肠经主治腹痛，肠鸣，泄泻，便秘，痢疾，咽喉肿痛，齿痛，鼻流清涕或出血，本经循行部位疼痛，热肿或寒冷等症。

（三）常用腧穴

【商阳】

定位：食指桡侧指甲角旁约 0.1 寸。

主治：耳聋，齿痛，咽喉肿痛，颌肿，手指麻木。

【合谷】

定位：手背第一、第二掌骨之间，约平第二掌骨中点处。

主治：头痛，目赤肿痛，耳聋，齿痛，咽喉肿痛。

【曲池】

定位：屈肘，在肘横纹桡侧端凹陷处。

主治：热痛，上肢不遂，月经不调，目赤，高血压，胸中烦满等。

【肩髃】

定位：三角肌上部，肩峰与肱骨大结节之间，上臂外展平举时，肩前出现凹陷处。

主治：肩臂挛痛不遂，齿痛，风热，瘾疹。

【迎香】

定位：在鼻翼外缘中点旁，鼻唇沟中。

主治：鼻塞，口渴，面痒。

三、足阳明胃经（45穴）

（一）经脉循行

足阳明胃经起于鼻翼两侧（迎香），上行到鼻根部，与旁侧足太阳经交会，向下沿着鼻的外侧（承泣），进入上齿龈内，回出环绕口唇，向下交会于颏唇沟（承浆，属任脉）处，再向后出于下颌大迎穴，沿着下颌颊车，上行耳前，经过上关（足少阳经），沿着发际，到达额角（头维），与督脉会于神庭穴。

面部支脉从大迎前下走人迎，沿着喉咙，进入缺盆部，向下通过横膈，属于胃，联络脾脏。

缺盆部直行经乳中，向下挟脐旁，进入少腹两侧气冲。胃下口部支脉沿着腹腔之内向下到气冲会合，再由此下行至髀关，直抵伏兔部，下至膝沿着胫骨外侧前缘，下经足跗进入第二足趾外侧端（厉兑）。

胫部支脉从膝下三寸（足三里）处分出，进入足中趾外侧。足跗部支脉从跗上（冲阳）分出，进入足大趾内侧端（隐白），与足太阴脾经相接。

（二）经脉主治

足阳明胃经主治肠鸣，腹胀，水肿，胃痛，呕吐或消谷善饥，口、咽喉肿痛，胸部及膝髌等本经循行部位疼痛，热病，发狂等症。

（三）常用腧穴

【承泣】

定位：瞳孔直下0.7寸。

主治：眼睑瞤动，目赤肿痛，迎风流泪，夜盲，口眼歪斜。

【四白】

定位：瞳孔直下1寸。

主治：目赤痛痒，迎风流泪，口眼歪斜，眩晕。

【地仓】

定位：口角旁 0.4 寸。

主治：口角歪斜，流涎，眼睑瞤动。

【颊车】

定位：开口取穴，在下颌角前上方，横指凹陷中。上下齿咬紧时，在隆起的咬肌高点处。

主治：口眼歪斜，颊肿，齿痛，牙关紧闭。

【头维】

定位：当鬓发前缘直上入发际 0.5 寸处。

主治：头痛，目眩，视物不明。

【梁门】

定位：脐上 4 寸，旁开 2 寸。

主治：胃痛，呕吐，食欲不振，腹胀，泄泻。

【天枢】

定位：肚脐旁开 2 寸。

主治：腹痛，呕吐，腹胀，泄泻，便秘，痛经，水肿。

【梁丘】

定位：髌骨外上缘上 2 寸。

主治：膝胫痹痛，胃痛，乳痛。

【犊鼻】

定位：髌骨下方，带外侧凹陷中。

主治：膝关节痛。

【足三里】

定位：犊鼻穴下 3 寸，胫骨前嵴外一横指处。

主治：胃痛，腹胀，呕吐，噎膈，泄泻，痢疾。

【丰隆】

定位：在外踝高点上 8 寸。

主治：痰多，哮喘，咳嗽，胸痛，下肢痿痹，咽喉肿痛。

【内庭】

定位：在足背第二、第三趾缝间的纹头。

主治：齿痛，口渴，鼻衄，腹痛，腹胀，泄泻，热病。

四、足太阴脾经（21 穴）

（一）经脉循行

足太阴脾经起于足大趾末端（隐白），沿着大趾内侧赤白肉际，过大趾本节后的跖骨，上行至内踝前面，再上小腿内侧，沿着胫骨后面，交出足厥阴经的前面，经膝、股部内侧前缘，进入腹部，属于脾脏，联络胃，通过横膈上行，挟食管两旁，连系舌根，分散于舌下。

胃部支脉从胃向上通过横膈，流注于心中，与手少阴心经相接。

（二）经脉主治

足太阴脾经主治胃脘痛，腹胀，食则呕，便溏，黄疸，身体沉重无力，舌根强痛，膝股部内侧肿胀，厥冷等症。

（三）常用腧穴

【隐白】

定位：趾内侧趾甲角旁约 0.1 寸。

主治：腹胀，便血，尿血，月经过多，崩漏。

【公孙】

定位：第一跖骨基底前下缘，赤白肉际处。

主治：胃疼，呕吐，饮食不化，腹胀，腹痛，泄泻，水肿，心烦，失眠，嗜睡。

【太白】

定位：第一跖骨小头后缘，赤白肉际。

主治：胃痛，腹胀，身重，肠鸣，泄泻，便秘。

【三阴交】

定位：在内踝高点上 3 寸。

主治：脾胃虚弱，消化不良，月经不调，崩漏，经闭，遗精，小便不利，遗尿，失眠，高血压等。

【地机】

定位：在膝下 5 寸，阴陵泉与三阴交的连线处。

主治：腹胀，腹痛，食欲不振，月经不调，痛经，遗精，腰痛，小便不利，水肿。

【阴陵泉】

定位：在胫骨内侧髁下缘凹陷处。

主治：腹胀，喘逆，水肿，小便不利或失禁，遗精，膝痛。

【血海】

定位：髌骨内上方 2 寸处。

主治：月经不调，崩漏，经闭，湿疹，股内侧痛。

【大横】

定位：脐中旁开 4 寸。

主治：泄泻，大便秘结，腹痛。

五、手少阴心经（9 穴）

（一）经脉循行

手少阴心经起于心中，属于心系（心与其他脏器相连系的脉络），通过横膈，联络小肠。

心系向上的支脉挟着食管上行，连系于“目系”（眼球连系于脑的脉络）。

心系直行的脉上行于肺部，向下出于腋下（极泉），沿上臂内侧后缘，行于手太阴经和手厥阴经后面，到肘内，沿前臂内侧后缘至掌后豌豆骨部，进入掌内，沿小指内侧至末端（少冲），与手太阳小肠经相接。

（二）经脉主治

手少阴心经主治心痛，咽干，口渴，目黄，胁痛，上臂内侧痛，手心发热等症。

（三）常用腧穴

【极泉】

定位：在腋窝正中，腋动脉跳动处。

主治：心痛，胸闷，心悸，气短，咽干，烦渴，肘臂冷痛不举。

【少海】

定位：屈肘举臂，在肘横纹内侧端与肱骨内上髁连线的中点处。

主治：心痛，手臂挛痛，头项痛，腋胁痛。

【通里】

定位：在尺侧腕屈肌腱的桡侧缘，腕横纹上 1 寸。

主治：暴喑，舌强不语，心悸怔忡，头痛目眩，崩漏，臂内后侧痛。

【神门】

定位：腕横纹尺侧端，尺侧腕屈肌腱的桡侧凹陷处。

主治：心痛，心烦，怔忡，惊悸，善忘，不寐。

【少冲】

定位：小指桡侧指甲角旁约 0.1 寸。

主治：心悸，心痛，胸胁痛，癫狂，昏迷。

六、手太阳小肠经（19 穴）

（一）经脉循行

手太阳小肠经起于手小指外侧端（少泽），沿着手背外侧至腕部，出于尺骨茎突，直上沿前臂后缘，经尺骨鹰嘴与肱骨内上髁之间，沿上臂外侧后缘，出于肩关节，绕行肩胛部，交会于肩上大椎穴（督脉），向下进入缺盆部，联络心脏，沿着食管，通过横膈到达胃部，属于小肠。

缺盆部的支脉沿着颈部，上达面颊，至目外眦，转入耳中（听宫）。

颊部的支脉上行目眶下（颔），抵于鼻旁，至目内眦（睛明），与足太阳膀胱经相接。

（二）经脉主治

手太阳小肠经主治少腹痛，腰脊痛引睾丸，耳聋，目黄，颊肿，咽喉肿痛，肩臂外侧后缘痛等症。

（三）常用腧穴

【少泽】

定位：小指尺侧甲旁约 0.1 寸。

主治：头痛，寒热，咽喉肿痛，乳肿，乳汁少。

【后溪】

定位：握拳，第五掌指关节尺侧，横纹头赤白肉际。

主治：头项强痛，耳聋，咽喉肿痛，齿痛，肘臂挛痛。

【小海】

定位：屈肘，当尺骨鹰嘴与肱骨内上髁之间凹陷处。

主治：头痛，肩肘臂痛，癫痫。

【天宗】

定位：肩胛冈下窝的中央。

主治：肩重，肘臂痛，肩胛痛。

【肩外俞】

定位：第一胸椎棘突下旁开 3 寸。

主治：肩背酸痛，颈项强痛，肘臂冷痛。

【听宫】

定位：耳屏前，下颌骨髁状突的后缘，张口时呈凹陷处。

主治：耳聋，耳鸣，齿痛。

七、足太阳膀胱经（67 穴）

（一）经脉循行

足太阳膀胱经起于目内眦（睛明），上额交会于巅顶（百会，属督脉）。

巅顶部的支脉从头顶到耳上角。

巅顶部直行的脉从头顶入里联络于脑，回出分开下行项后，沿着肩胛部内侧，挟着脊柱，到达腰部，从脊旁肌肉进入体腔，联络肾脏，属于膀胱。

腰部的支脉向下通过臀部，进入腘窝中。

后项的支脉通过肩胛内缘直下，经过臀部（环跳，属足少阳经）下行，沿着大腿外侧，与腰部下行的支脉会合于腘窝中，沿此向下，通过腿肚内，出于外踝的后方，沿着第五跖骨粗隆，至小趾外侧端（至阴），与足少阴肾经相接。

（二）经脉主治

足太阳膀胱经主治小便不通，遗尿，癫狂，疟疾，目痛，迎风流泪，鼻塞多涕，头痛，项背、腰臀部以及下肢后侧本经循行部位疼痛等症。

（三）常用腧穴

【睛明】

定位：目内眦旁 0.1 寸。

主治：目赤肿痛，内眦痒痛，流泪，雀目。

【攒竹】

定位：眉头凹陷处。

主治：头痛，目眩，眉棱骨痛，目视不明。

【大杼】

定位：第一胸椎棘突下，旁开 1.5 寸。

主治：头痛，项背痛，咳嗽，发热，脊强。

【风门】

定位：第二胸椎棘突下，旁开 1.5 寸。

主治：伤风，咳嗽，发热，头痛，项强，腰背痛。

【肺俞】

定位：第三胸椎棘突下，旁开 1.5 寸。

主治：咳嗽，气喘，咯血，骨蒸，潮热，盗汗。

【心俞】

定位：第五胸椎棘突下，旁开 1.5 寸。

主治：心痛，健忘，心烦，咳嗽，咯血，盗汗。

【膈俞】

定位：第七胸椎棘突下，旁开 1.5 寸。

主治：胃脘胀痛，呕吐，气喘，潮热，盗汗，背痛，脊强。

【肝俞】

定位：第九胸椎棘突下，旁开 1.5 寸。

主治：黄疸，胁痛，吐血，目赤，目眩，脊背痛。

【胆俞】

定位：第十胸椎棘突下，旁开 1.5 寸。

主治：黄疸，口苦，胸胁痛，肺痨，潮热。

【脾俞】

定位：第十一胸椎棘突下，旁开 1.5 寸。

主治：腹胀，黄疸，呕吐，泄泻，痢疾。

【胃俞】

定位：第十二胸椎棘突下，旁开 1.5 寸。

主治：胸胁痛，胃脘痛，腹胀，肠鸣，恶心，呕吐。

【三焦俞】

定位：第一腰椎棘突下，旁开 1.5 寸。

主治：肠鸣，腹胀，水谷不化，呕吐，泄泻，水肿，腰背强痛。

【肾俞】

定位：第二腰椎棘突下，旁开 1.5 寸。

主治：遗精，阳痿，遗尿，月经不调，肾虚，腰痛，目昏，耳聋，水肿。

【大肠俞】

定位：第四腰椎棘突下，旁开 1.5 寸。

主治：腰痛，肠鸣，腹胀，泄泻，便秘。

【小肠俞】

定位：第一骶椎棘突下，旁开 1.5 寸。

主治：小腹胀痛，痢疾，遗精，尿血，遗尿。

【膀胱俞】

定位：第二骶椎棘突下，旁开 1.5 寸。

主治：小便不通，遗尿，泄泻，便秘，腰脊强痛。

【次髎】

定位：第二骶后孔中。

主治：腰痛，疝气，月经不调，赤白带下，痛经，下肢痿痹。

【委中】

定位：腘横纹中央。

主治：腰痛，髋关节活动不利，下肢痿痹，腹痛，吐泻，丹毒。

【志室】

定位：第二腰椎棘突下，旁开 3 寸。

主治：遗精，阳痿，小便不利，水肿，腰脊强痛。

【承山】

定位：腓肠肌两肌腹之间凹陷的顶端。

主治：腰痛，腿痛转筋，痔疾，便秘，脚气。

【昆仑】

定位：外踝与跟腱之间的凹陷处。

主治：头痛，项强，目眩，肩背腰痛，脚跟肿痛，小儿痫症，难产，胞衣不下。

【申脉】

定位：外踝下缘凹陷处。

主治：头痛，眩晕，腰腿酸痛。

【至阴】

定位：足小趾外侧趾甲角旁约 0.1 寸。

主治：头痛，目痛，胎位不正，难产，胞衣不下。

八、足少阴肾经（27 穴）

（一）经脉循行

足少阴肾经起于足小趾，斜向足心（涌泉），出于舟骨粗隆下，沿内踝后，进入足跟，再向上行于小腿内侧，出腘窝的内侧上行股部内后缘，通向脊柱（长强，属督脉），属于肾脏，联络膀胱。

肾脏部直行的脉从肾向上通过肝和横膈，进入肺中，沿着喉咙，挟于舌根部。

肺部的支脉从肺部出来，联络心脏，流注于胸中，与手厥阴心包经相接。

（二）经脉主治

足少阴肾经主治咳血，气喘，舌干，咽喉肿痛，腰痛，水肿，大便秘结，泄泻，脊股内后侧痛，痿弱无力，足心热等症。

（三）常用腧穴

【涌泉】

定位：足底中，足趾跖屈时呈凹陷处。

主治：头痛，目眩，头昏，咽痛，大便难。

【然谷】

定位：足舟骨粗隆前下缘凹陷处。

主治：阴痒，月经不调，遗精，咳血，黄疸。

【太溪】

定位：足内踝与跟腱之间的凹陷处。

主治：头痛目眩，咽喉肿痛，耳聋，耳鸣，气喘，消渴，月经不调，失眠，遗精，小便频数。

【照海】

定位：内踝下缘凹陷处。

主治：咽喉干燥，失眠，嗜卧，目赤肿痛，痛经，疝气，小便频数。

【复溜】

定位：足内踝上 2 寸，跟腱前缘处。

主治：泄泻，腹胀，水肿，盗汗，身热，无汗。

九、手厥阴心包经（9 穴）

（一）经脉循行

手厥阴心包经起于胸中，出属心包络，向下通过横膈，从胸至腹，依次联络上、中、下三焦。

胸部的支脉沿着胸中，出于胁部，至腋下 3 寸处（天池），上行到腋下，沿上臂内侧行于手太阴经和手少阴经之间，进入肘中，向下行于前臂两筋（掌长肌腱与桡侧肌）的中间，进入掌中，沿着中指到指端（中冲）。

掌中的支脉从劳宫分出，沿着无名指到指端（关冲），与手少阳三焦经相接。

（二）经脉主治

手厥阴心包经主治心痛，胸闷，心悸，心烦，癫狂，腋肿，肘臂拘急，掌心发热等症。

（三）常用腧穴

【曲泽】

定位：肘横纹中，肱二头肌腱尺侧缘。

主治：心痛，心悸，烦热，口干，胃痛，呕吐，肘臂酸痛。

【内关】

定位：腕横纹上 2 寸，掌长肌腱与桡侧腕屈肌腱之间。

主治：心痛，心悸，胃痛，呕吐，热病，肘臂挛痛。

十、手少阳三焦经（23 穴）

（一）经脉循行

手少阳三焦经起于无名指末端（关冲），向上出于手背第四、第五掌骨间，沿着腕背，出于前臂桡骨和尺骨之间，向上通过肘尖，沿上臂外侧，上达肩部，交出足少阳经的后面，向前进入缺盆部，分布于胸中，联络心包，向下通过横膈，从胸至腹，属于上、中、下三焦。

胸中的支脉从胸向上，出于缺盆部，上走项部，沿耳后直上出于耳部，上行至额角，再屈而下行至面颊部，到达眶下部。

耳部的支脉从耳后进入耳中，出走耳前，与前脉交叉于面颊部，到达目外眦（丝竹空之下），与足少阳胆经相接。

（二）经脉主治

手少阳三焦经主治腹胀，水肿，遗尿，小便不利，耳聋，耳鸣，咽喉肿痛，目外眦痛，颊肿，耳和肩臂肘部外侧疼痛等症。

（三）常用腧穴

【关冲】

定位：第四指尺侧指甲角旁约 0.1 寸。

主治：头痛，目赤，咽喉肿痛，舌强，心烦。

【中渚】

定位：握拳，第四、第五掌骨小头后缘之间凹陷处，液门穴后 1 寸。

主治：头痛，目赤，耳聋，耳鸣，肘臂痛。

【阳池】

定位：腕背横纹上，指总伸肌腱尺侧缘凹陷处。

主治：肩臂痛，腕痛，耳聋，消渴。

【外关】

定位：腕背横纹上 2 寸，桡骨与尺骨之间。

主治：热病，头痛，耳聋，耳鸣，肘臂屈伸不利，手指疼痛。

【天井】

定位：屈肘，尺骨嘴上 1 寸凹陷处。

主治：偏头痛，耳聋，颈项肩臂痛，瘰疬。

【角孙】

定位：耳尖尽端，入发际处。

主治：耳部肿痛，目赤肿痛，头痛，项强。

【耳门】

定位：耳屏上切迹前，下颌骨髁状突后缘凹陷处。

主治：耳鸣，耳聋，齿痛。

【丝竹空】

定位：眉梢旁凹陷处。

主治：头痛，目赤痛，目昏花，齿痛。

十一、足少阳胆经（44 穴）

（一）经脉循行

足少阳胆经起于目外眦（瞳子髎），向上到达额角部（颔厌），再下行至耳后（风池），沿着颈部行于手少阳经的前面，到肩上又交出于手少阳经的后面，向下进入缺盆部。

耳部的支脉从耳后进入耳中，出走耳前，到目外眦后方。外眦部的支脉从目外眦处分出，下走大迎（足阳明胃经），会合于手少阳经，到达目眶下，下行经颊车（足阳明胃经），由颈部向下会合前脉于缺盆部，然后向下进入胸中，通过横膈，联络肝脏，属于胆，沿着胁肋内，出于少腹两侧的腹股沟动脉部，经过外阴部毛际，横行入髋关节部（环跳）。

缺盆部直行的脉下行腋部，沿着侧胸部，经过季肋，向下会合前脉于髋关节部，再向下沿着大腿外侧，出于膝部外侧，下行经腓骨前面，直下到腓骨下段，再下到外踝的前面，沿足跗部，进入足第四趾外侧端（足窍阴）。

足跗部的支脉从足背分出，沿着第一、第二跖骨之间，出于足大趾端，穿过趾甲，回转到趾甲后的毫毛部（大敦，属肝经），与足厥阴肝经相接。

（二）经脉主治

足少阳胆经主治口苦，目眩，疟疾，头痛，目外眦痛，缺盆部肿痛，腋下肿，胸肋、股及下肢外侧痛，足外侧发热等症。

（三）常用腧穴

【瞳子髎】

定位：目外眦旁 0.5 寸。

主治：头痛，目赤肿痛，目翳，青盲。

【听会】

定位：耳屏间切迹前，下颌骨髁状突的后缘，张口有凹陷处。

主治：耳聋，耳鸣，齿痛，腮肿。

【风池】

定位：胸锁乳突肌与斜方肌之间，平风府穴处。

主治：头项强痛，目赤痛，耳鸣。

【肩井】

定位：在大椎穴与肩峰连线的中点。

主治：肩背痹痛，手臂不举，颈项强痛，中风。

【环跳】

定位：股骨大转子最高点与骶管裂孔连线的外 1/3 与内 2/3 交点处。

主治：风湿痹痛，下肢瘫痪，腰胯痛，膝胫痛。

【风市】

定位：大腿外侧中间，当腘横纹上 7 寸，或直立垂手时中指指尖处。

主治：腰腿酸痛，下肢痿痹，脚气。

【阳陵泉】

定位：腓骨小头前下方凹陷处。

主治：下肢痿痹，脚气，口苦，呕吐，胁痛。

【光明】

定位：外踝高点上 5 寸，腓骨前缘。

主治：膝痛，下肢痿痹，目痛，夜盲，乳胀痛。

【悬钟】

定位：外踝高点上 3 寸，腓骨后缘。

主治：胁痛，足胫挛痛，痔血，脚气。

【丘墟】

定位：外踝前下方，趾长伸肌腱外侧凹陷处。

主治：胸满胁痛，下肢痿痹，疟疾。

十二、足厥阴肝经（14 穴）

（一）经脉循行

足厥阴肝经起于足大趾上毫毛部（大敦），沿着足跗部向上，经过内踝前1 寸处（中封），向上至内踝上 8 寸处交出于足太阴脾经的后面，上行膝内侧，沿着股部内侧，进入阴毛中，绕过阴部上达小腹，挟着胃旁，属于肝脏，联络胆腑，向上通过横膈，分布于胁肋，沿着喉咙的后面，向上进入鼻咽部，连接于“目系”（眼球连系于脑的脉络），向上出于前额，与督脉会合于巅顶。

“目系”的支脉下行颊里，环绕唇内。

肝部的支脉从肝分出，通过横膈，向上流注于肺，与手太阴肺经相接。

（二）经脉主治

足厥阴肝经主治腰痛，胸满，呃逆，遗尿，小便不通，疝气，下腹肿痛等症。

（三）常用腧穴

【大敦】

定位：踇趾外侧趾甲旁约 0.1 寸。

主治：疝气，遗尿，阴肿，经闭，崩漏。

【行间】

定位：足背，第一、第二趾间的缝纹端。

主治：胁痛，腹泻，头痛，目眩，小便不利。

【太冲】

定位：在足第一、第二跖骨结合部之前的凹陷处。

主治：头痛，眩晕，月经不调，癃闭，遗尿，胁痛，腹胀，呃逆，目赤肿痛，下肢痿痹。

【章门】

定位：第十一肋端。

主治：腹胀，肠鸣，胁痛，痞块，呕吐，泄泻。

【期门】

定位：乳头直下，第六肋间隙。

主治：胸满腹胀，呕逆吐酸，胁下积聚。

第四节　奇经八脉及经外奇穴

一、任脉（24 穴）

（一）经脉循行

任脉起于小腹内，下出于会阴部，向前上行于阴毛部，沿着腹内，向上经过关元等穴，到达咽喉部，再上行环绕口唇，经过面部，进入目眶下（承泣）。

（二）经脉主治

任脉主治疝气，带下，腹中痞块等症。

（三）常用腧穴

【中极】

定位：脐下 4 寸。

主治：遗尿，遗精，阳痿，疝气，癃闭，崩漏，月经不调，带下，不孕，产后恶露不止。

【关元】

定位：脐下 3 寸

主治：遗尿，遗精，小便频数，疝气，月经不调，带下，不孕，产后恶露不止，中风脱证。

【气海】

定位：脐下 1.5 寸。

主治：小腹痛，遗尿，遗精，疝气，崩漏，月经不调，产后恶露不止，中风脱证。

【神阙】

定位：脐的中间。

主治：腹痛肠鸣，水肿臌胀，泄痢脱肛，中风脱证。

注意：禁针，大艾炷灸 5 ~ 15 壮，艾条灸 5 ~ 15 分钟。

【建里】

定位：脐上 3 寸。

主治：胃痛，呕吐，腹胀，水肿，食欲不振。

【中脘】

定位：脐上 4 寸。

主治：胃痛，腹胀，肠鸣，呕吐，泄泻，黄疸。

【膻中】

定位：两乳头之间，胸骨中线上，平第四肋间隙。

主治：咳嗽，气喘，胸痹心痛，心悸，心烦。

【承浆】

定位：颏唇沟的中点。

主治：口面肿痛，齿痛，流涎，癫狂。

二、督脉（28 穴）

（一）经脉循行

督脉起于小腹内，下出于会阴部，向后行于脊柱的内部，上达项后风府，进入脑内，上行巅顶，沿前额下行鼻柱。

（二）经脉主治

督脉主治脊柱强痛，角弓反张等症。

（三）常用腧穴

【长强】

定位：尾内尖下 0.5 寸。

主治：泄泻，便血，痔疾，脱肛，便秘，腰脊痛。

【腰阳关】

定位：第四腰椎棘突下。

主治：月经不调，遗精，阳痿，腰痛。

【命门】

定位：第二腰椎棘突下。

主治：脊强，腰痛，阳痿，遗精，泄泻，带下。

【至阳】

定位：第七胸椎棘突下。

主治：黄疸，喘咳，四肢重痛，脊强。

【身柱】

定位：第三胸椎棘突下。

主治：咳嗽，气喘，腰脊强痛。

【大椎】

定位：第七颈椎棘突下。

主治：头项强痛，骨蒸，盗汗，咳嗽，气喘，热病。

【风府】

定位：后发际正中直上 1 寸。

主治：头痛，项强，目眩，咽喉肿痛，中风不语，半身不遂。

【百会】

定位：后发际直上 7 寸。

主治：头痛，目眩，鼻塞，耳鸣，中风失语，脱肛。

【水沟】

定位：人中沟中央近鼻孔处。

主治：癫狂，中风昏迷，牙关紧闭，口眼㖞斜，面肿，腰脊强痛。

三、经外奇穴与经验穴

【四神聪】

定位：百会穴前后左右各 1 寸处。

主治：头痛，眩晕，痫，精神病。

【印堂】

定位：两眉头连线之中点。

主治：头痛，眩晕，鼻眼病，高血压，小儿惊风。

【鱼腰】

定位：眼平视，瞳孔直上眉中心凹陷处。

主治：眼疾，面神经麻痹，眼肌麻痹。

【太阳】

定位：眉梢外眦向后1寸许凹陷处。

主治：头痛，眼病。

【金津、玉液】

定位：舌系带两侧静脉上。

主治：口腔炎，舌肿，呕吐。

【止泻】

定位：脐下2.5寸。

主治：痢疾，肠炎。

【提托】

定位：关元穴旁开4寸。

主治：子宫脱垂，下腹痛，疝痛。

【定喘】

定位：大椎穴旁开0.5寸。

主治：哮喘，支气管炎，上肢瘫。

【腰眼】

定位：第四腰椎棘突下，旁开3.5～4寸。

主治：腰痛，睾丸炎，妇科病。

【夹脊】

定位：第一胸椎棘突至第五腰椎棘突的各椎旁开5分处，左右共34穴。

主治：内脏病，神经衰弱，腰背痛。

【十宣】

定位：两手十指尖端，距指甲游离缘0.1寸。

主治：中暑，昏迷，惊风，癔病，癫痫。

【四缝】

定位：第二至第五指掌面，近端指关节横纹中点。

主治：疳积，百日咳。

【落枕】

定位：手背第二、第三掌骨掌指关节后 0.5 寸处。

主治：落枕，肩臂痛，胃痛，咽喉痛。

【腰痛】

定位：手背指总伸肌腱两侧，腕背横纹下 1 寸处，一手两穴。

主治：急性腰肌扭伤。

【膝眼】

定位：骨尖两旁四陷处（外侧为犊鼻）。

主治：膝关节炎。

【阑尾】

定位：足三里穴下 2 寸处。

主治：急慢性阑尾炎。

【胆囊】

定位：阳陵泉穴下一横指。

主治：急慢性胆囊炎，胆石症等。

【百虫窝】

定位：血海穴上 1 寸处。

主治：荨麻疹，湿疹。

第五节　小儿按摩常用穴位及手法

一、开天门

【位置】眉心至前发际成一直线。

【操作】两拇指自下而上交替直推。

【次数】30 ~ 50 次。

【主治】感冒，发热，头痛，惊风，夜啼。

【临床应用】疏风解表，开窍醒脑，镇静安神。用于治疗外感发热、头痛，多与揉太阳、推坎宫等合用，若惊惕不安、烦躁不宁，多与清肝经、按揉百会等配伍应用。

二、推坎宫

【位置】眉心至眉梢成一横线。

【操作】两拇指自眉心向两侧眉梢分推。

【次数】30 ~ 50 次。

【主治】感冒，发热，头痛，目赤痛。

【临床应用】疏风解表，醒脑明目，止头痛，用于治疗外感发热、头痛，多与开天门、揉太阳等合用。

三、揉耳后高骨

【位置】耳后入发际，乳突后缘高骨下凹陷处。

【操作】用拇指或中指揉。

【次数】30 ~ 50 次。

【主治】感冒，头痛，惊风，烦躁不安。

【临床应用】疏风解表，常用于治疗感冒，多与开天门、推坎宫、揉太阳等合用，亦能安神、除烦，治疗神昏、烦躁等症。

四、推天柱骨

【位置】项后发际正中至大椎穴成一直线。

【操作】用拇指或食、中两指，自上向下直推，或用汤匙边蘸水边自上向下刮。

【次数】推 100 ~ 500 次，刮至皮下轻度瘀血即可。

【主治】发热，呕吐，颈项痛。

【临床应用】降逆止呕，祛风散寒，主要用于治疗呕吐、恶心和外感发热、项强等症。治疗呕吐、恶心多与横纹推向板门、揉中脘等合用，单用本法亦有效，但次数宜多。

五、摩腹

【位置】腹部。

【操作】自剑突下到脐，用两拇指从中间向两旁分推，或用掌沿脐周围摩。

【次数】分推 100 次，摩 5 ~ 10 分钟。

【主治】腹胀，腹痛，疳积，呕吐，便秘。

【临床应用】消食理气，健脾和胃，善治乳食停滞或胃气上逆引起的恶心、呕吐、腹胀等症。

六、揉脐

【位置】肚脐。

【操作】用中指端或掌根揉，或用掌摩。

【次数】揉 100 ~ 300 次，摩 5 分钟。

【主治】腹胀，腹痛，泄泻，便秘，疳积。

【临床应用】温阳散寒、补益气血、健脾和胃、消食导滞，用于治疗腹泻、便秘、腹痛等症，常与摩腹、推七节骨、揉龟尾配合使用。

七、拿肚角

【位置】脐下 2 寸，石门穴旁开 2 寸大筋处。

【操作】用拇、食、中三指做拿法。

【次数】3 ~ 5 次。

【主治】腹痛，腹泻，便秘。

【临床应用】拿肚角是止腹痛的要法，对治疗各种原因引起的腹痛均可应用，特别是对寒痛、伤食痛效果更佳。

八、捏脊柱

【位置】大椎至龟尾成一直线。

【操作】用食、中二指指面自上而下做直推，或用捏法自下而上捏脊，每捏三下将背脊提一下。

【次数】推 100 ~ 300 次，捏 3 ~ 5 遍。

【主治】发热，惊风，疳积，腹泻。

【临床应用】捏脊能调阴阳、理气血、和脏腑、通经络、培元气，具有强健身体的功能，是小儿保健常用手法之一。临床上多与补脾经、补肾经、推三关、摩腹、按揉足三里等配合应用，对治疗先天和后天不足的一些慢性病症均有一定的效果。

九、推七节骨

【位置】第四腰椎至龟尾成一直线。

【操作】用拇指桡侧面或食、中二指面自下而上或自上而下做直推。

【次数】100 ~ 300 次。

【主治】泄泻，便秘，脱肛。

【临床应用】推上七节骨能温阳止泻，多用于治疗虚寒腹泻、久痢等症，临床上与按揉百会、揉丹田等合用，治疗气虚下陷引起的遗尿、脱肛等症。推下七节骨能泻热通便，多用于治疗肠热便秘或痢疾等症。

十、揉龟尾

【位置】尾椎骨端。

【操作】用拇指端或中指端揉。

【次数】100 次。

【主治】泄泻，便秘，脱肛，遗尿。

【临床应用】通调督脉之经气，调理大肠。本穴性平和，能止泻，也能通便，多与揉脐、推七节骨等合用，治疗泄泻、便秘等症。

十一、推脾经

【位置】拇指桡侧缘或拇指罗纹面。

【操作】将患儿拇指屈曲，循拇指桡侧缘由指尖向指根方向直推为补（亦可旋推拇指罗纹面），或将患儿拇指伸直，自指根推向指尖为泻。

【次数】100 ~ 500 次。

【主治】腹泻，便秘，食欲不振，痢疾，咳嗽。

【临床应用】补脾经能健脾胃、补气血，用于治疗脾胃虚弱引起的食欲不振、肌肉消瘦、消化不良等症，多与推三关、运八卦、捏脊等合用。由于小儿脾胃薄弱，不宜攻伐太过，在一般情况下，多用补法，体壮邪实者方可用清法。

十二、推肝经

【位置】食指掌面或食指罗纹面。

【操作】旋推罗纹面或向心直推食指掌面为补；离心直推食指掌面为泻。

【次数】100 次。

【主治】惊风，目赤，烦躁不安，五心烦热，口苦咽干。

【临床应用】清肝经能平肝泻火、解郁除烦、息风止痉，用于治疗惊风抽搐、烦躁不安、五心烦热等症。肝经宜清不宜补，若肝虚应补时则补后加清，或以补肾经代之，为滋肾养肝法。

十三、推心经

【位置】中指掌面纹或中指罗纹面。

【操作】旋推罗纹面或向心直推中指掌面为补；离心直推中指掌面为泻。

【次数】100 次。

【主治】五心烦热，口舌生疮，小便短赤，惊惕不安，心血不足。

【临床应用】清心经能清热退心火，常用于治疗心火旺盛而引起的高热神昏、面赤口疮、小便短赤等症。本穴宜清不宜补，恐动心火，若气血不足而见心烦不安、睡卧露睛等症，需用补法时，可补后加清，或以补脾经代之。

十四、推肺经

【位置】无名指掌面或无名指罗纹面。

【操作】旋推罗纹面或向心直推无名指掌面为补；离心直推无名指掌面为泻。

【次数】100 次。

【主治】感冒，咳嗽，气喘，痰鸣，自汗，盗汗，遗尿，脱肛。

【临床应用】清肺经能清肺泻热、化痰止咳，用于治疗肺热痰喘、痰鸣等症，多与清天河水、退六腑、运八卦合用。补肺经能补益肺气，用于治疗肺气虚弱、肺经虚寒所致咳嗽、气喘、虚汗、畏寒等症。

十五、推肾经

【位置】小指掌面或小指罗纹面。

【操作】旋推罗纹面或向心直推小指掌面为补；离心直推小指掌面为泻。

【次数】100 次。

【主治】先天不足，久病体虚，五更泄泻，遗尿，虚喘，小便淋漓。

【临床应用】补肾经能补肾健脑、温养下元，常用于治疗先天不足、久病体虚、肾虚久泻、虚喘、遗尿等症，多与补脾经、推三关、揉二马等合用。小儿肾常虚，所以肾经宜补不宜清，如膀胱湿热、小便短赤等需清利下焦湿热时，可用清小肠代之。

十六、推大肠

【位置】食指桡侧缘，指尖至虎口成一直线。

【操作】用拇指桡侧缘或食、中二指指面，自指尖推向虎口为补，反之为泻。

【次数】100 ～ 300 次。

【主治】泄泻，便秘，痢疾，脱肛。

【临床应用】补大肠能涩肠固脱、温中止泻，用于治疗虚寒腹痛、泄泻、脱肛等症，多与补脾经、推三关等合用。清大肠能清利肠腑、祛湿热、导积滞，多用于治疗湿热留滞肠道所致的食积、便秘、痢下赤白等症，常与清天河水、退六腑、推下七节骨等合用。

十七、推小肠

【位置】小指尺侧缘，指尖至指根成一直线。

【操作】用推法自指尖向指根直推为补，反之为泻。

【次数】100 次。

【主治】小便赤涩，水泄，口舌糜烂。

【临床应用】本穴多用清法，有清热利尿、分清别浊的作用，主要用于治疗小便短赤不利或尿闭、泄泻等症。

十八、推四横纹

【位置】掌面，食指、中指、无名指、小指第一指间关节横纹。

【操作】用拇指指甲掐揉，或四指并拢，从食指横纹处横向直推至小指横纹处。

【次数】掐 3 ~ 5 次，推 100 ~ 300 次。

【主治】气血不畅，消化不良，疳积，腹痛，气喘，口唇破裂。

【临床应用】掐四横纹能退热除烦、散结，推四横纹能调和气血、消胀，常用于治疗疳积、腹胀、气血不和等症，多与补脾经、揉中脘等合用。

十九、推胃经

【位置】大鱼际桡侧赤白肉际，从掌根至拇指根部。

【操作】用拇指或中指从掌根推至拇指根部。

【次数】100 次。

【主治】呕吐，呃逆，衄血。

【临床应用】清中焦湿热、和胃降逆、泻胃火、除烦止渴，亦可用于治疗胃火上亢引起的衄血等，多与退六腑合用。

二十、揉板门

【位置】手掌大鱼际平面。

【操作】用拇指揉大鱼际平面，或用拇指桡侧从拇指根推向腕横纹，反之为横纹推向板门。

【次数】100 ~ 300 次。

【主治】食积，腹胀，食欲不振，呕吐，腹泻，气喘，嗳气。

【临床应用】揉板门能健脾和胃、消食化滞、通达上下之气，常用于治疗乳食停积、食欲不振、腹泻、呕吐等症，多与推脾经、运八卦等合用。板门推向横纹，功专止泻；横纹推向板门，功专止呕。

二十一、清天河水

【位置】前臂掌侧正中，腕横纹至肘横纹成一直线。

【操作】用食、中二指指腹，从腕推向肘。

【次数】300 次。

【主治】外感发热、潮热、烦躁不安、口渴、弄舌等一切热证。

【临床应用】清热解表、泻热除烦。用于治疗热性病证，清热而不伤阴分，多用于治疗五心烦热、口燥咽干、唇舌生疮等症，也可用于治疗外感发热、头痛、咽痛等，常与“四大手法”配合使用。

二十二、退六腑

【位置】前臂尺侧，肘横纹到腕横纹成一直线。

【操作】用食、中二指指腹，自肘推至腕。

【次数】300 次。

【主治】高热、烦躁、口渴、惊风、鹅口疮、咽痛、便秘等一切实热证。

【临床应用】性寒凉，能清热、凉血、解毒，对脏腑郁热积滞、壮热烦渴、痄腮、肿毒等实热证均可应用。

下篇：芳香疗法相关知识

第五章　精油相关知识

精油源于中医中药的植物药，属于中医学中的医疗保健、康复养生学科，俗称香药同源。精油与中药的相同点都是以中医基础理论为指导，以保健治疗为目的。60% 的精油萃取于中药材，例如姜、薄荷、胡椒、菊花、藿香、豆蔻、肉桂、茴香、柠檬等。

第一节　精油概述

一、精油的概念

精油又称植物精质，是芳香植物中含有浓厚气味的液态成分，是从特定植物的特定部位提炼（萃取）出来的具有挥发性和香气，且不溶于水的物质。精油包括单方精油和植物油（基础油）。

二、精油的形成

精油是指植物通过叶绿体，利用太阳释放出的电磁能进行一系列生物化学反应所制造出来的能量有机物质。

靠着光合作用，植物不仅为自己生产粮食，而且还能进一步把这些养分再制成具有挥发性的芳香分子，以抵抗病虫害，或是在森林大火时，使地上枝叶迅速燃烧，以保住根部。这些芳香分子被储存于植物不同部位的腺囊体中，高温下或挤压时即会释出。

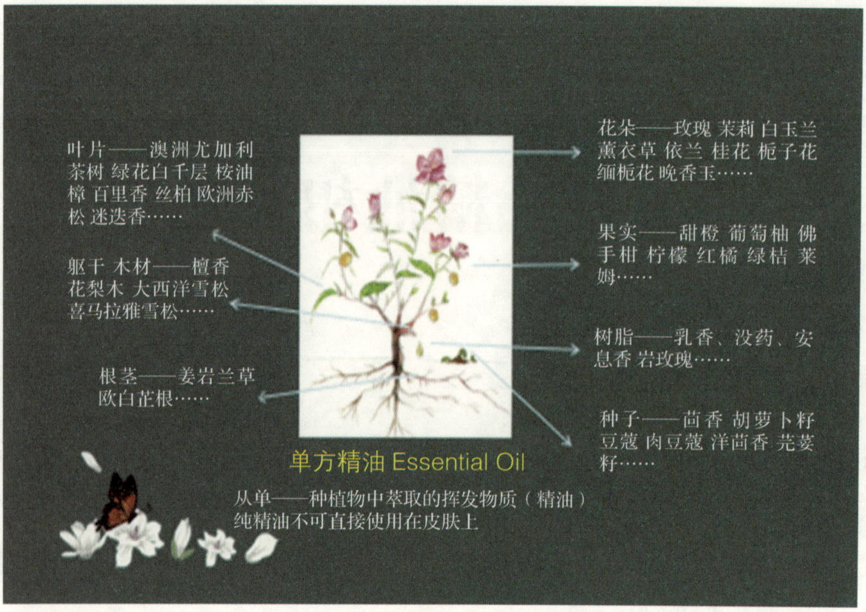
叶片——澳洲尤加利 茶树 绿花白千层 桉油樟 百里香 丝柏 欧洲赤松 迷迭香……
躯干 木材——檀香 花梨木 大西洋雪松 喜马拉雅雪松……
根茎——姜岩兰草 欧白芷根……
花朵——玫瑰 茉莉 白玉兰 薰衣草 依兰 桂花 栀子花 缅栀花 晚香玉……
果实——甜橙 葡萄柚 佛手柑 柠檬 红橘 绿桔 莱姆……
树脂——乳香、没药、安息香 岩玫瑰……
种子——茴香 胡萝卜籽 豆蔻 肉豆蔻 洋茴香 芫荽籽……
单方精油 Essential Oil
从单——种植物中萃取的挥发物质（精油）
纯精油不可直接使用在皮肤上

图 5-1　植物萃取精油示意图

第二节　精油的萃取方法与保存事项

一、精油的萃取方法

（一）压榨法

压榨法的原理是没有经过高温高压，氧化也减到最低程度，所得精质气味与成分最接近原植物状态，通过压榨法可产生的精油有柑橘类的精油，如甜橙、柠檬、佛手柑等。

（二）蒸馏法

蒸馏法是目前最常用的萃取芳香植物精质的方法。蒸馏法主要分为两种：一种是用水蒸馏法，另一种是蒸汽蒸馏法。有时候，两种方法可同时交替进行。此外，还有循环水蒸馏法、渗透蒸馏法和低温蒸馏法。

蒸馏法使用的主要设备分三个部分：蒸馏桶、冷却桶、分离桶。

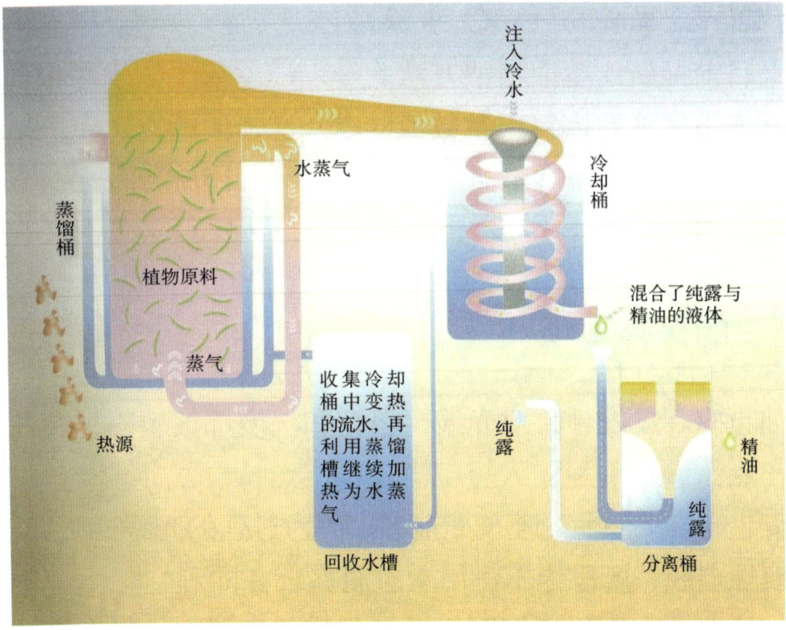

图 5-2 蒸馏过程示意图

蒸汽蒸馏的原理是将蒸锅炉中出来的高压蒸汽管通到蒸馏器内。用水蒸馏的原理则是在蒸馏器内加满水，然后加热使其煮沸而产生蒸汽。蒸汽带着芳香精油的分子，再进入一个有冷却系统的冷却桶，冷却过程是让漂浮在蒸汽中的芳香分子回落到水中，随之流入分离桶，此时油水分离，油即为植物的精质（通常称为精油），水即为纯露。

（三）脂吸法

脂吸法是利用油脂来吸收芳香精华，是萃取精油最古老的方法。具体操作方法是在层层相叠的玻璃片中涂抹厚厚的油脂（猪油或牛油），放入花朵后盖上静置，其间更换花朵，直到油脂吸满芳香分子，再将油脂与芳香精质分离，需时 20 天至 30 天。所产精油浓度高、气味饱满，称为“原精”（Absolute），但时间长、成本高。

（四）溶剂萃取法

溶剂萃取法是替代脂吸法萃取珍贵花香类的方法，其以乙烷为溶剂，萃取时间短，约一个小时，萃油率高，成本低，乙烷可以回收，相应的精油价格较便宜。

（五）超临界二氧化碳（CO_2）萃取法

此方法是目前最新的萃取精油方法之一。CO_2在温度改变和气压强大时呈液体状态，萃取出精油后恢复正常数值，CO_2呈气体挥发，完全不用高温，不破坏原植物的芳香分子结构，也不产生化学变化。但这种方法所用设备昂贵，萃取的精油价格不菲。

二、精油的保存事项

植物精油具有高挥发性，对光线、温度和湿度都很敏感，因此，在保存上要注意以下三点：

第一，精油应该用深色的玻璃瓶盛装，因为过强的光线会破坏精油的品质，同时精油会腐蚀塑胶，所以绝不可用塑胶瓶盛装。

第二，精油要放在通风良好、干燥、阴凉的房间内，以木盒储存为佳，避免与药物同放置。

第三，精油使用后应立即盖紧瓶盖，避免精油过分接触空气，造成氧化和污染。

第三节　精油品质的鉴别

一、嗅觉

鼻子是辨别精油纯正与否最方便、准确的嗅觉器官，作为从事芳香疗法工作的人员，一定要让自己保持敏锐的嗅觉能力，能清晰地分辨精油的好坏。

二、包装

包装是鉴别精油的“第一印象”。在国外的专业单方精油包装标签上，应该注明以下几项内容：精油的通俗名称、拉丁学名、纯度标示、植物原产地、萃取部位、有机认证标签、容量、制造商、批号、注意事项、萃取日期等。

由于我国没有相应的行业规范，所以暂以国外的标准为准则。

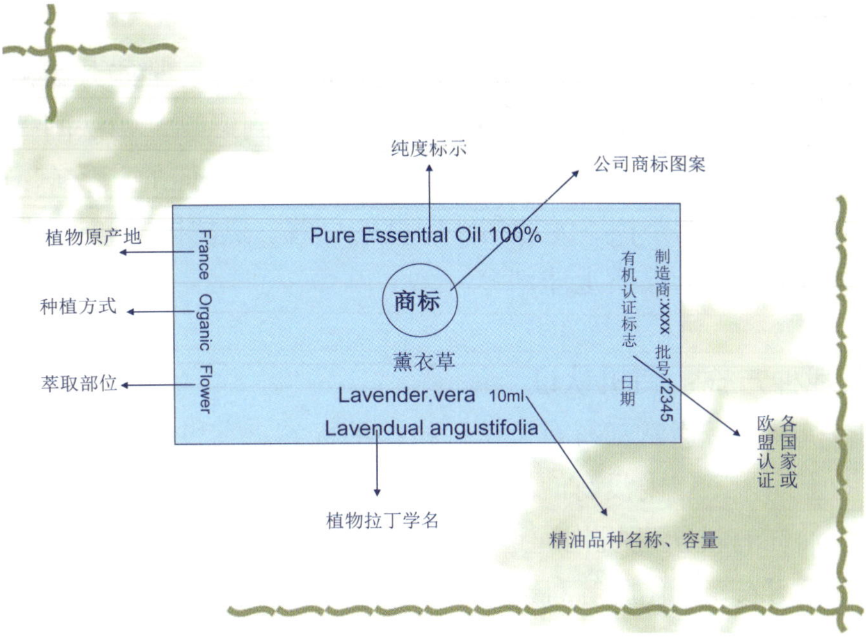

图 5-3　包装标签内容

（一）植物学名

植物学名也称拉丁学名。学名就是学术名称的意思。1753 年瑞典植物学家林奈（Carolus Linnaneus，1707—1778）在其著作《植物种志》中以拉丁文来命名分类植物，1864 年世界第一个植物学会开始普遍使用拉丁学名。

由于不同国家、不同地区对同一株植物有不同的冠名，或同一株植物在当地有多种叫法，或同属不同种的植物容易被混淆，所以按国际惯例，以植物拉丁学名为植物“验明正身”，如我国的广藿香，又称为刺蕊草；又如鼠尾草有多个品种，其化学成分和疗效都不相同。所以，在精油包装上除了俗名，更应注明拉丁学名，以便区分掌握特定品种与成分差异。

（二）萃取部位

不同的萃取部位会影响精油的特性，在价格上也会有相当的差异。如丁香，从枝叶萃取的精油在止痛上有卓著的功效，但从花苞萃取的精油却有更多的功能，价格也较贵。又如一棵橙树，它的叶、花、果皆可萃取精油，而其化学成分、功效和价格的差别却很大。所以，标明萃取部位，对精油的选择和使用很重要。

（三）原产地

阳光、水土、气候、海拔高低都会影响精油的成分。某些芳香植物适合在特定的气候环境生长，如果环境改变，其品质会受到影响，如法国普罗旺斯的高地薰衣草（海拔 800 ~ 1000 公尺）被认为是品质最佳的薰衣草；还有中国的姜、天竺葵，澳洲的茶树、尤加利，印度的豆蔻、黑胡椒，意大利的佛手柑、柠檬等，这些都被认为品质上佳。

（四）栽种方式、有机认证

若是有机种植，通常都有有机认证机构的标签。有机种植表示该农场种植芳香植物的土地，三年内没有使用化学肥料，植株没有喷洒农药或杀虫剂，所萃取出的精油在有机认证机构通过气相色谱分析仪（GC-MS）检测，确认其精油中没有残留农药、化肥等有害物质，方可发放有机标签。

（五）纯度标示

如果产品经过稀释，则要求提供精油的百分比浓度，以及用于调和的植物油名称。

三、化学分析法

化学分析法使用的气相色谱分析仪（GC-MS）的原理是精油受热后，在通过气相色谱分析仪的金属线圈的过程中，精油的化学分子因挥发度不同而先后被记录下来，通过电脑转译成“心电图”般的图表，在这张图表中可发现不属于精油成分的其他物质，以此来鉴别精油的品质。

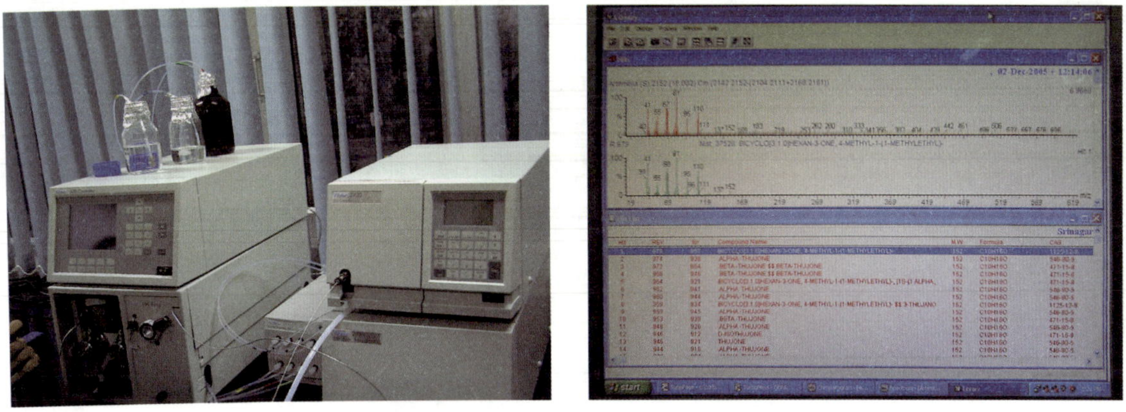

图 5-4　气相色谱分析仪（GC-MS）

第四节　精油调配及注意事项

一、精油的调配原则

一个优秀的芳香疗法工作者在调配配方时，除了要考量对方的年龄外，更应视对方的身体状况、心理状况以及对香气的喜好，提出有关精油的搭配和使用方法的建议。

一个配方中最多滴入 5 种单方精油，精油的选择除要考量精油的化学成分和香气组合外，同一配方勿连续使用超过 4 个月。

在选择基础油时，也应视对方的皮肤状况，进行复方基础油的搭配，如天气寒冷，顾客皮肤干燥、发痒，基础油可用甜杏仁油配搭小麦胚芽油或鳄梨油，有滋润皮肤、预防干裂的作用。

通常以 5 毫升植物（基础）油为一个计量单位，作为一个百分比（100%），不同年龄滴入纯精油的剂量不同，也就是调配的剂量不同。

0 岁 ~ 6 岁的安全剂量：0.5%，表示 5 毫升的基础油中滴入 0.5 滴的纯精油。

7 岁 ~ 14 岁的安全剂量：1% ~ 2%，表示 5 毫升的基础油中滴入 1 ~ 2 滴的纯精油。

14 岁及以上人群的安全剂量：1.5% ~ 3 %，表示 5 毫升的基础油中滴入 1.5 ~ 3 滴的纯精油。

二、精油使用的注意事项

原则上不能将纯精油直接使用在皮肤上，除紧急情况外，如烫伤，可直接将薰衣草纯精油滴在烫伤部位。纯精油必须经由基础油稀释，才可以涂抹或按摩在皮肤上，因为含酚类的精油（如百里酚百里香、丁香、肉桂等）是极刺激皮肤的。

孕妇、婴幼儿、高血压患者、心脏病患者、癫痫症患者不可使用酮、酚含量高的精油，如鼠尾草、艾草、牛膝草、丁香、肉桂、野马郁兰等。

孕妇不可使用有通经作用的精油，如快乐鼠尾草、茉莉、玫瑰、丝柏、艾草、茴香、罗勒、薄荷、马郁兰等。

精油并不是剂量越高效果就越好，例如大家都知道薰衣草有催眠作用，在低剂量使用时，确是如此，但若高剂量使用，反而会起到振奋提神的作用，使人无法入睡。

第五节　精油作用于人体的途径和代谢过程

一、精油作用于人体的途径

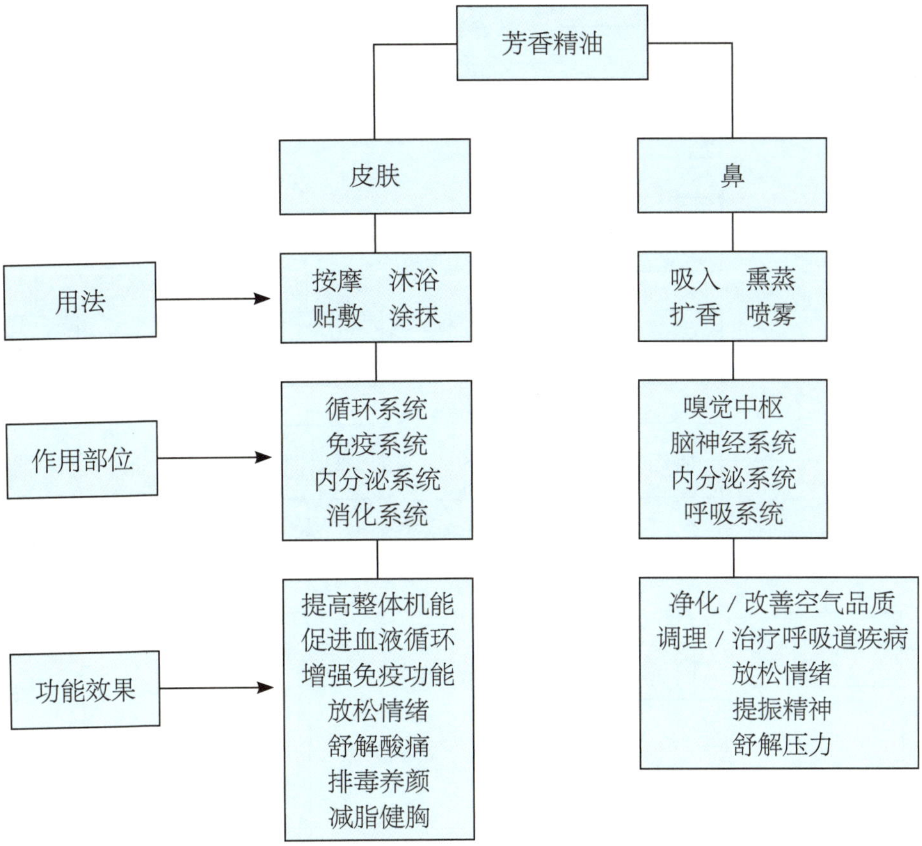

二、精油在人体的循行路径及代谢过程

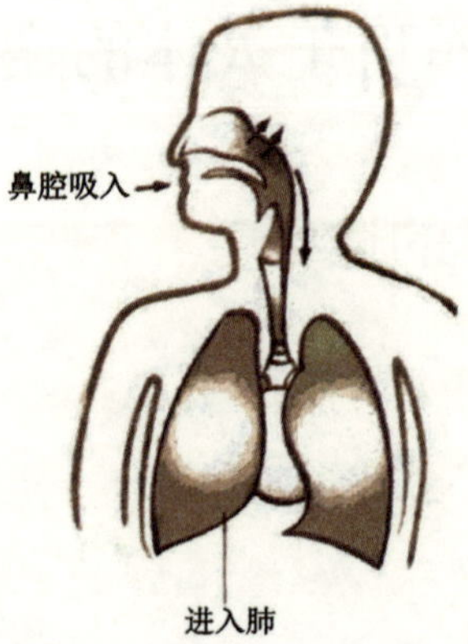

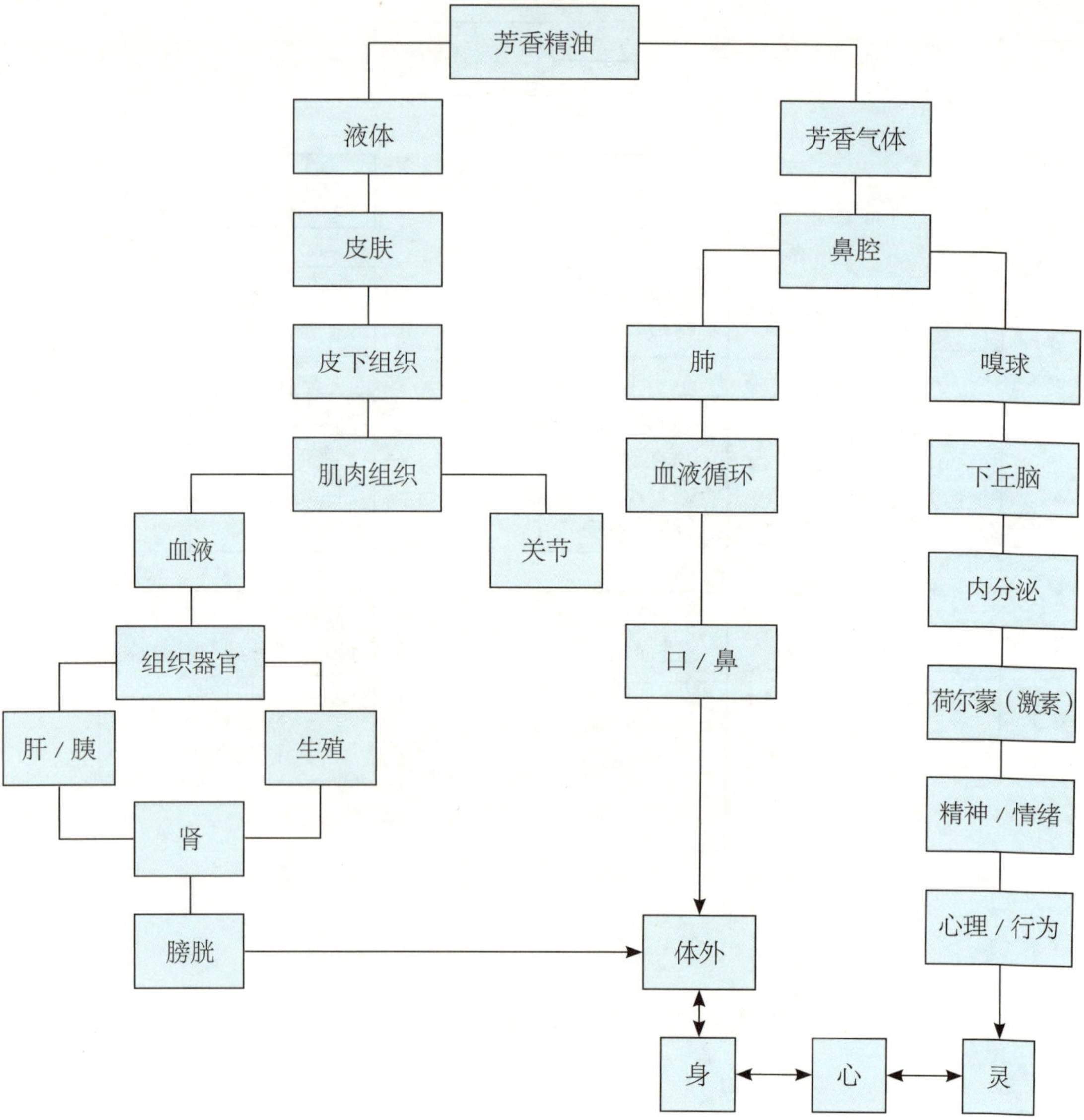

第六节　精油的应用方法

一、吸闻（薰香、蒸脸、桑拿）

通过不同的方法吸闻精油中的芳香分子可以缓解感冒、流涕、晕车晕船的症状，同时还可以净化空气、调节气氛、改善情绪、提神醒脑等。

二、按摩（面部、局部、全身）

精油面部按摩不仅可以紧实皮肤，而且可以加速精油渗透至皮下组织，促进细胞生长，使皮肤更具弹性富有光泽，起到良好的美容效果。

精油局部或全身按摩可以释放压力，消除身体和心理的紧张感，促进血液循环和淋巴循环，加速新陈代谢，缓解肌肉疼痛、僵硬等症状。

三、沐浴（泡澡、淋浴、足浴）

精油泡澡：用精油泡澡是一种愉快的放松方式，不仅可以舒解压力、放松神经、帮助入眠，还可以加速身体中血液循环和淋巴液回流，促进新陈代谢，帮助减肥。

精油淋浴：先将复方油涂抹于全身，等待约 20 分钟，再进行温热水冲淋，加速人体对精油的吸收与代谢。

精油足浴：将精油滴在热水盆里，双脚浸泡 10 分钟，脚底在浸泡中，可以迅速吸收精油，对治疗呼吸道感染很有效。天气寒冷时，睡前用精油泡脚，可加速血液微循环，预防四肢冰冷。

四、敷贴（冷敷、热敷）

对慢性疼痛可使用精油热敷；对急性疼痛可使用精油冷敷；冷热交替敷贴则用来改善局部血液循环（使用按摩油擦在患处）。

五、润肤油或乳液

有些精油护肤效果很好，将精油及基础油调配好后，可作为面部及身体保养的精华油，也可制作成润肤乳液。

总之，精油并非要在特定环境、空间来使用，只要有需要都可以使用，精油芳香的气息影响着我们每天的生活、工作、学习。

第七节　精油的主要化学结构与成分

植物精油大部分的分子化合物都是由碳氢或碳（C）、氢（H）和氧（O）等元素所组成的。精油本身的化学结构由两大因素所决定：一是人为的，即经过蒸馏的过程，二是植物本身的生物合成。

精油蒸馏的过程中只萃取出植物中具挥发性和不溶于水的物质，如萜烯类和萜品类化合物以及苯基衍生物。植物中一些水溶性物质，例如酸和糖都是因为分子太大或太重（如单宁酸、类黄酮、类胡萝卜素和多糖等）而无法存留在精油中。

一种植物精油有 100 多种成分，主要的化合物种类包括萜烯类、醇类、酯类、醛类、酮类、酚类以及内酯。

一、芳香分子四象限图模型

四象限图架构由法国医生潘威尔及化学家法兰贡提出，以带正电、负电，亲水性、非亲水性属性区隔分子作用。

（一）阴离子带负电

对应冷色调的光波（蓝、绿、紫），一般会带来清凉感，气味上升较轻盈，有安抚镇静、消炎止痛的效果，作用在神经系统、皮肤，一般比阳性分子来得安全，但要注意醛类会刺激皮肤，酮类（单萜酮）则要注意其神经毒性。

（二）阳离子带正电

对应暖色调的光波（红、橙、黄），一般而言，使用后身体会有发热、温暖感，气味较沉重，补身，激励免疫机能，有益消化、呼吸系统。它的刺激性一般来说比较大，像酚类、醚类使用过量会使人呆滞，氧化物过量会使皮肤黏膜干燥，酚类刺激皮肤等，使用时需特别注意剂量和频率。

（三）亲水（极性）分子

酸类较易溶于水，因此纯露中有机酸的含量比精油高。泡澡时，选择纵轴左边分子的精油是比较易溶于水的，但并不能完全溶于水。

（四）疏水（非极性）分子

例如倍半萜烯，不易溶于水。

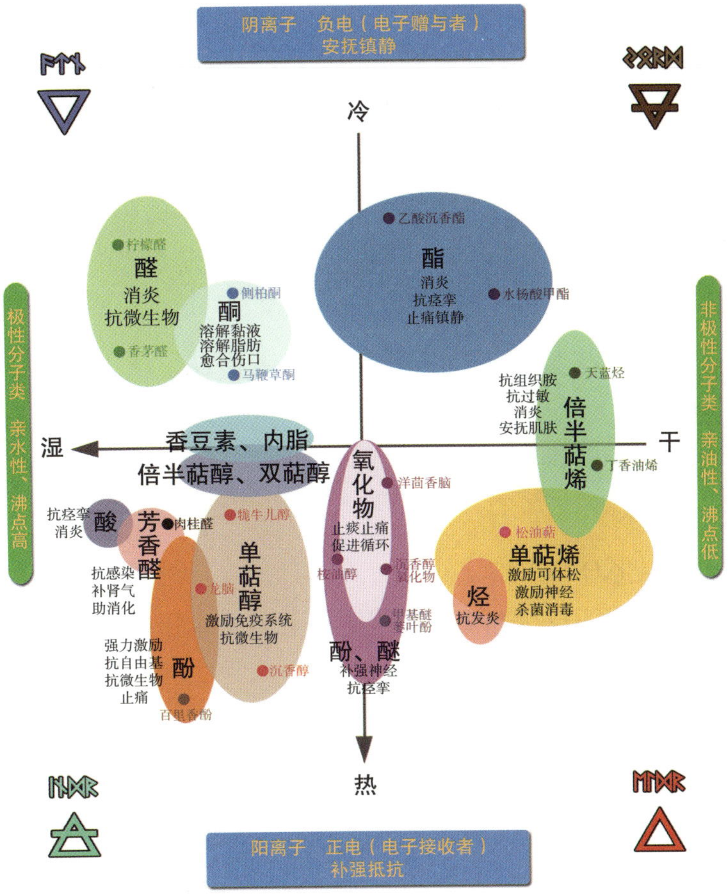

图 5-5 精油四象限图模型

二、精油的主要化学成分及其特性

（一）单萜烯（Monoterpenes）

单萜烯含10个碳原子（2个异戊二烯），在大部分的精油化学结构中都可发现，单萜烯容易在空气中氧化。

特性：单萜烯脂溶性佳，分子小，很快能穿透皮肤与受体结合，最能促进体内神经传递物质的活跃，具有滋补、抗感染的作用，可调节人体的免疫功能。

种类：月桂烯、萜品烯、松油萜、对伞花烃、柠檬烯、樟烯等。

代表精油：单萜烯含量较高的有柑橘属、松科、柏科的植物，如葡萄柚、柠檬、杜松果、丝柏、黑胡椒、欧白芷根等。

注意事项：不宜长期过量使用，否则会造成皮肤和黏膜的过度刺激。

（二）单萜醇（Monoterpene alcohols）

单萜醇就是十个碳原子的碳链带着一个羟基（-OH）。

特性：精油中含有单萜醇的分子呈阳性反应，具有杀菌、抗真菌和抗病毒的特性，可有效改善身体的感染症状，亦可调节人体免疫球蛋白。

种类：龙脑、侧柏醇、沉香醇、萜品烯四醇、薄荷醇、牻牛儿醇、香茅醇等。

代表精油：茶树、花梨木、沉香醇百里香、橙花、大马士革玫瑰、马郁兰、甜罗勒、胡椒薄荷等。

注意事项：过敏者慎用。

（三）单萜酮（Ketones）

单萜酮由一个氧原子双键和一个碳原子相连，同时此碳原子和其他两个碳原子单键相连。

特性：单萜酮有强化神经的作用，非常利脑，可分解黏液和脂肪，促进细胞再生。

种类：樟脑、龙脑酮、侧柏酮、薄荷脑、马鞭草酮、大西洋酮、双酮、三酮、香芹酮、胡薄荷酮等。

代表精油：鼠尾草、牛膝草、樟脑迷迭香、艾草、绿薄荷等。

注意事项：含单萜酮比例高的精油需谨慎使用，孕妇、婴幼儿、癫痫患者忌用。

（四）酯类（Esters）

酯类由醇和酸变化而来。

特性：具有镇静的特性，尤其是对中枢神经有放松的效果，可抗痉挛、止痛。

种类：苯基酯、乙酸龙脑酯、乙酸沉香酯、水杨酸甲酯、邻氨基苯甲酸甲酯等。

代表精油：罗马洋甘菊、高地薰衣草、快乐鼠尾草等。

注意事项：过敏者慎用。

（五）醛类（Aldehydes）

醛类含有一个氧原子双键，在一个碳原子的尾键相接，第四键经常接着一个氢原子。

特性：有强大的消炎、抗感染、抗病毒作用，可镇定中枢神经，降血压，扩张血管，健胃理肠。

种类：柠檬醛、香茅醛、橙花醛、肉桂醛、牻牛儿醛等。

代表精油：柠檬香茅、香蜂草、马鞭草、尤加利、小茴香、山鸡椒等。

注意事项：使用剂量勿过高，否则会刺激皮肤，特别是肉桂醛容易造成皮肤过敏，勿直接使用在皮肤上。

（六）酚类（Phenols）

一个醇羟基群和一个苯相接所形成的环状就是酚类。酚类的结构呈很强的阳性反应，其化学性也很活泼。

特性：强效杀菌，其作用在精油中是最强的，可抗病毒、抗细菌、抗寄生虫，也可激励免疫系统，提升血压。

种类：百里酚、丁香酚、香荆芥酚、香芹酚、蒌叶酚等。

代表精油：丁香、肉桂、百里酚百里香、野马郁兰、印度藏茴香等。

注意事项：对皮肤和黏膜组织有严重刺激，绝不可直接使用在皮肤上，不可长期高剂量使用，有损肝脏。

（七）倍半萜烯（Sesquiterpenes）

倍半萜烯是精油中仅次于单萜烯的重要分子，含有 15 个碳原子。

特性：具有很强的舒缓、镇静效果，抗肿瘤、抗痉挛，还有保护神经、抗组织胺的作用。含有母菊天蓝烃的精油更有强效抗炎的效果，如德国洋甘菊。

种类：母菊天蓝烃、双氢母菊天蓝烃、榄香脂烯、古巴烯、雪松烯、金合欢烯、姜黄烯等。

代表精油：德国洋甘菊、依兰、西洋蓍草、没药等。

注意事项：部分倍半萜烯颜色较深，使用时容易染色，氧化后容易形成树脂状深色黏稠液体，分子大，溶解力低，用于按摩时易出现颗粒感。

（八）倍半萜醇（Sesquiterpene alcohols）

倍半萜醇就是十五个碳原子形成的碳链带着一个羟基（-OH）。

特性：其特性是多重的，包括抗过敏、活络肝脏、活络内分泌腺、抗发炎，甚至还有抗肿瘤或增强免疫系统的特性。

种类：α-β-檀香烯、胡萝卜醇、岩兰草醇、广藿香醇等。

代表精油：檀香、广藿香、岩兰草、胡萝卜籽等。

注意事项：见效较慢，但可长期使用。

（九）倍半萜酮（Sesquiterpene ketones）

倍半萜酮就是一个羰基加上十五个碳原子结构。

特性：倍半萜酮有别于单萜酮，不具神经毒性，非常安全，有消解黏液、分解脂肪、安定神经的作用。

种类：三酮、β-双酮、α-β-大西洋酮、紫罗兰酮、印蒿酮等。

代表精油：大西洋雪松、永久花、紫罗兰等。

注意事项：过敏者慎用。

（十）氧化物（Oxides）

氧化物的结构里包含一个氧原子形成一个环状，主要出于醇类。

特性：能活络呼吸系统的黏膜腺体，具有很强的祛痰、化解黏液的作用；也有清凉、止痛的效果。

种类：1,8 桉油醇、丁香油烃氧化物、沉香醇氧化物等。

代表精油：澳洲尤加利、绿花白千层、月桂、高地牛膝草等。

注意事项：易兴奋神经，使用时注意剂量。

第八节　精油可能产生的负面反应

一、致敏性

光敏性：有些柑橘属果实类精油具有光敏性（含呋喃香豆素），使用后晒太阳会灼伤并产生色斑，如佛手柑、柠檬等。但若稀释到 1% ~ 2% 的剂量，并且不刻意做日光浴，或者夜晚使用则无副作用。一般情况下，精油的成分两小时就会从体内代谢掉。

致癌性：如樟树、龙艾、热带罗勒、白菖蒲中的黄樟素、甲基醚蒌叶酚等，只有在长期（每天连续使用且超过三个星期）、高剂量（每日使用 20% 以上）使用时，才可能会刺激皮肤并致癌。

二、神经毒性（痉挛）

含有茴香脑、松樟酮、樟脑、侧柏酮的精油，例如茴香、牛膝草、樟脑迷迭香、穗花薰衣草、鼠尾草、艾菊、苦艾等，婴幼儿、孕妇、神经系统疾病（癫痫）患者应避免使用。

三、肝毒性

醚（茴香、洋茴香中的反式洋茴香脑），芳香醛（肉桂），甲基醚蒌叶酚（龙艾、热带罗勒），丁香酚（丁香、多香果），胡薄荷酮（胡薄荷），黄樟素（黄樟）等，会抑制肝脏中谷胱甘肽酵素的解毒作用，但是须长期（一年以上）大量（每次 10 毫升纯精油）使用，才会产生肝毒性。

四、排毒反应

使用具有养肝、利胆、利尿、促进细胞再生、促进新陈代谢等药学属性的精油时，若身体这些相应的代谢管道不够畅通，就会从别的管道排出，即所谓的替代性排除，或诱发出累积的疼痛等问题，这说明身体正进入循环和调整阶段。如鼠尾草、快乐鼠尾草、圆叶当归、柠檬薄荷、马鞭草酮迷迭香、侧柏醇百里香、永久花、胡萝卜籽等精油就容易产生排毒反应。

排毒现象多为起皮疹，部位多在腿部内侧（肝经）、外侧（胆经）、小腹与尾椎。若是全身起皮疹，可能与其长期使用的药物有关，或者与生活、工作环境污染严重、饮食偏差有关。可能产生的排毒反应还包括长痘、晕眩、腹泻、酸痛等。

第九节　常用单方精油简介

一、唇形科植物精油

（一）唇形科植物及精油的共性

唇形科植物多半为低矮的草本植物，茎呈方形，叶片上毛茸之物便是分泌与储藏精质的表皮腺毛。唇形科植物的重要特征是它的花形，花冠分为两部分，看起来像开启的嘴唇。唇形科芳香植物多生长在地中海型气候区，喜爱明亮宽敞的环境。唇形科植物精油的共性是能提供全身能量，杀菌，抗痉挛，通经。

（二）常见唇形科植物精油的特性

1. 真正薰衣草精油

（1）植物名称：真正薰衣草 Lavender. vera。

（2）拉丁学名：Lavandula angustifolia。

（3）植物科属：唇形科薰衣草属。

（4）萃取部位：花序。

（5）萃取方法：蒸馏。

（6）气味：花香，柔和清淡并带有木头香。

（7）主要产地：法国、保加利亚、澳洲、英国。

（8）主要化学成分：属酯类精油（乙酸沉香酯、牻牛儿酯、萜品烯酯）。

（9）其他化学成分：单萜醇、单萜烯、氧化物、倍半萜烯。

（10）对身体的作用：真正薰衣草精油用途广泛，具有强力抗痉挛（肌肉）、镇静、消炎、止痛、安抚、降血压的作用；抗菌、抗病毒感染（呼吸系统）；促进伤口愈合，包括晒伤、刀伤、烫伤、手术后的伤口愈合；适合疏解各式各样的疼痛（如痛经）；改善失眠，对缓解紧张性头痛及偏头痛有良好效果。

（11）对皮肤的作用：促进细胞再生，平衡皮脂分泌。

（12）对心理的作用：净化、安抚心灵，减轻愤怒和精疲力竭的状态，消除紧张、忧虑、生气以及恐慌的情绪，安定情绪，抗忧郁，使人可以心平气和地面对生活。

（13）注意事项：孕妇慎用，特别是怀孕初期；低血压者勿高剂量使用。

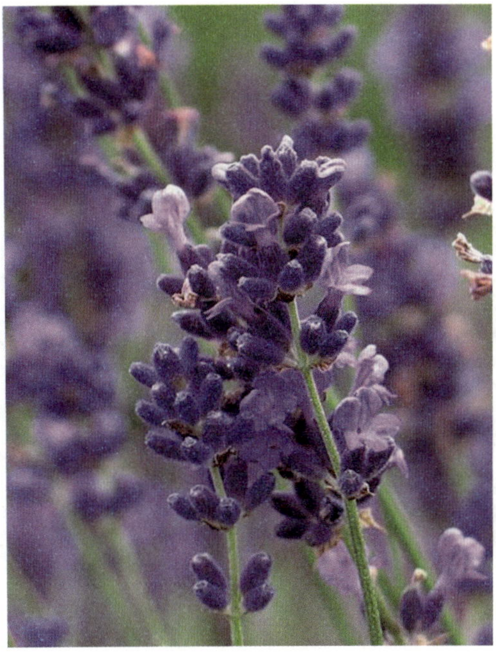

图 5-6　真正薰衣草

2. 甜罗勒精油

（1）植物名称：甜罗勒 Sweet Basil。

（2）拉丁学名：Ocimum basilicum。

（3）植物科属：唇形科罗勒属。

（4）萃取部位：全株药草。

（5）萃取方法：蒸馏。

（6）气味：清甜，类似丁香甘甜的香辛料味道。

（7）主要产地：埃及、欧洲、美国、印度。

（8）主要化学成分：属单萜醇类精油（沉香醇、小茴香醇、乙醇）。

（9）其他化学成分：倍半萜烯、单萜烯、氧化物、酯、酚。

（10）对身体的作用：提神醒脑、刺激嗅觉，对头痛和偏头痛都有良好的效果；改善消化不良、胃痉挛、呕吐、恶心等消化系统的问题；解除子宫、前列腺的充血阻塞现象，通经；降低尿酸，舒解痛风和肌肉疼痛。

（11）对皮肤的作用：对下垂、松弛的皮肤有紧致作用，也可控制粉刺。

（12）对心理的作用：促进分泌肾上腺皮质激素，振奋精神，舒解不平衡的压力。

（13）注意事项：孕妇、皮肤敏感者勿用，使用剂量要小。

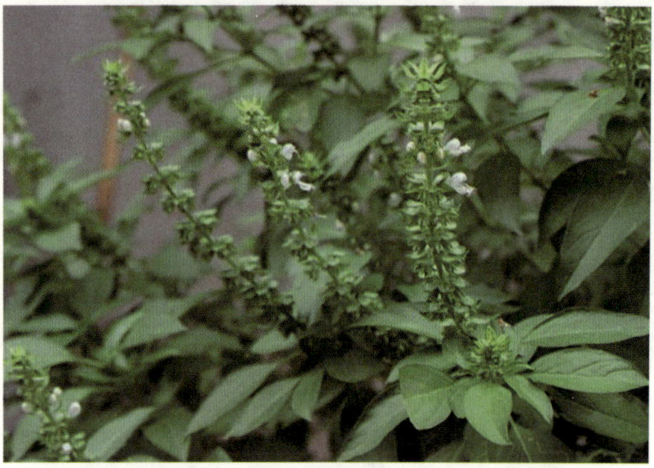

图 5-7　甜罗勒

3. 樟脑迷迭香精油

（1）植物名称：樟脑迷迭香 Rosemary camphor。

（2）拉丁学名：Rosamarinus officinalis。

（3）植物科属：唇形科迷迭香属。

（4）萃取部位：全株药草。

（5）萃取方法：蒸馏。

（6）气味：樟脑味，强烈、清凉有穿透力，散发新鲜的绿草气息。

（7）主要产地：法国、西班牙、摩洛哥、葡萄牙、马来西亚、突尼斯。

（8）主要化学成分：属单萜酮类精油（樟脑、马鞭草酮、藏茴香酮、己酮）。

（9）其他化学成分：氧化物、倍半萜烯、单萜烯、酯、单萜醇。

（10）对身体的作用：樟脑迷迭香精油是有名的增进记忆的良药，也是治疗感冒的良方。它对中枢神经系统的刺激功能非常显著，使脑部及中枢神经充满活力，消除头痛、偏头痛的不适；可以调理心脏、肝脏和胆囊，还可以降低胆固醇浓度；疏解肌肉酸痛、骨关节炎、拉伤、扭伤，帮助麻痹的四肢恢复活力。

（11）对皮肤的作用：作为强效的收敛剂，对松弛的皮肤有紧致效果；能减轻充血、浮肿的现象；减轻头皮屑并帮助毛发生长。

（12）对心理的作用：使人充满活力，特别是在软弱和疲惫时，犹如注入一支“强心针”。

（13）注意事项：孕妇、癫痫患者勿用。

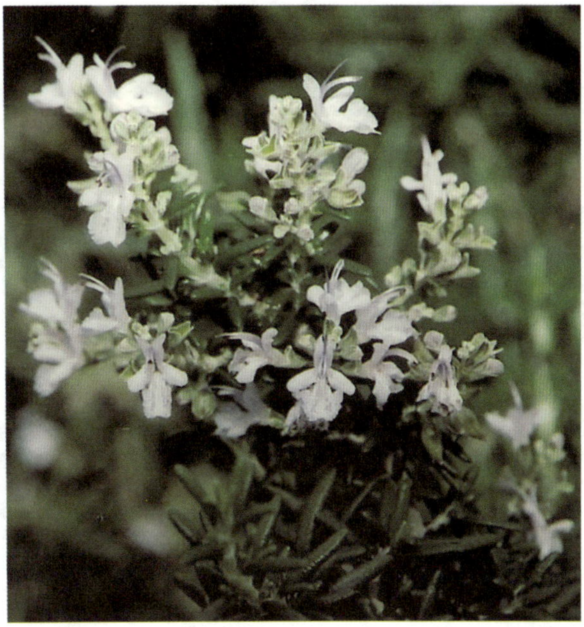

图 5-8　樟脑迷迭香

4. 胡椒薄荷精油

（1）植物名称：胡椒薄荷（欧薄荷）（Peppermint）。

（2）拉丁学名：Mentha piperita。

（3）植物科属：唇形科薄荷属。

（4）萃取部位：全株药草。

（5）萃取方法：蒸馏。

（6）气味：强劲的穿透力，清爽的薄荷脑香气。

（7）主要产地：法国、美国、印度、以色列、克罗地亚。

（8）主要化学成分：属单萜醇类精油（薄荷脑、胡椒脑）。

（9）其他化学成分：单萜酮、氧化物、倍半萜烯、单萜烯、酯、香豆素。

（10）对身体的作用：胡椒薄荷精油有助头脑清醒，对头痛、偏头痛、牙痛有很好的止痛效果；在晕车、晕船时使用有止晕、止吐的作用；对消化系统非常有益，具有抗痉挛的作用，可以平缓胃和肠管的平滑肌，因此可以治疗肠绞痛、腹泻、消化不良、呕吐和反胃。

（11）对皮肤的作用：改善湿疹、癣、疥疮；可帮助收缩微血管，有清凉感；排除毒性郁积的阻塞现象；清除黑头粉刺，对油性肌肤效果佳。

（12）对心理的作用：安抚愤怒、歇斯底里与恐惧的心理状态；对疲惫的心灵和沮丧的情绪功效绝佳；适合消极、不主动的人。

（13）注意事项：体质虚寒者注意剂量；孕妇及哺乳期妇女勿用；使用时避开眼睛周围。

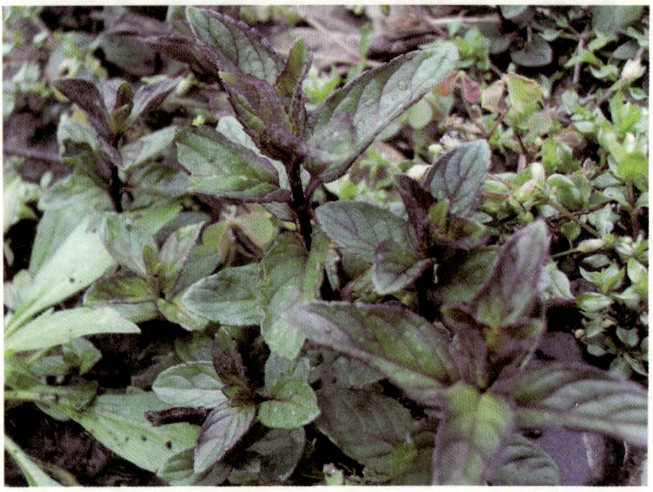

图 5-9　胡椒薄荷

5. 快乐鼠尾草精油

（1）植物名称：快乐鼠尾草 Clary Sage。

（2）拉丁学名：Salvia sclarea。

（3）植物科属：唇形科鼠尾草属。

（4）萃取部位：全株药草。

（5）萃取方法：蒸馏。

（6）气味：有果香、花香，还有一点木香。

（7）主要产地：法国、俄罗斯、摩洛哥。

（8）主要化学成分：属酯类精油（乙酸沉香酯）。

（9）其他化学成分：单萜醇、氧化物、单萜烯、单萜酮、醛、倍半萜烯、倍半萜醇、倍半萜酮。

（10）对身体的作用：快乐鼠尾草精油是良好的子宫补剂，有平衡荷尔蒙的作用，可以解决妇科方面的问题，如经痛、经期紊乱、更年期症候群、经前症候群，经量少等；对缓解消化系统的痉挛、绞痛非常有效。

（11）对皮肤的作用：可促进细胞再生，毛发生长，同时抑制皮脂过度分泌；改善发炎和肿胀的皮肤。

（12）对心理的作用：有让人振奋愉快的特性，帮助排解身心煎熬的无助感，有调节身心平衡的功效。

（13）注意事项：怀孕前期勿用；过量使用会导致头痛；乳腺病患者、癌症患者勿用；注意力需高度集中时勿用。

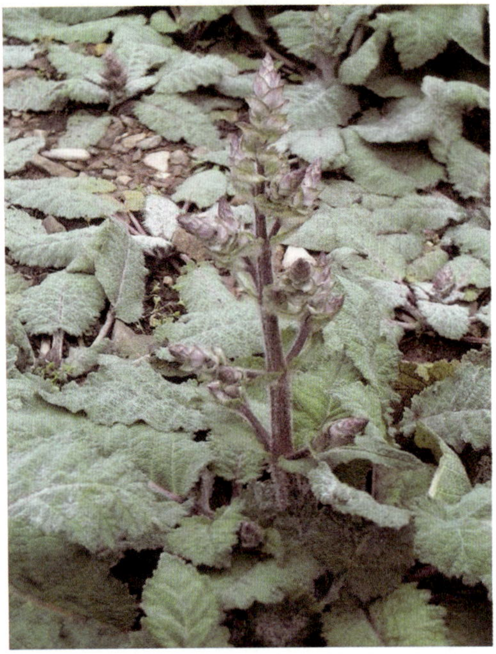

图 5-10 快乐鼠尾草

6. 沉香醇百里香精油

（1）植物名称：沉香醇百里香 Thyme，linalol。

（2）拉丁学名：Thymus vulgaris linalol。

（3）植物科属：唇形科百里香（麝香草）属。

（4）萃取部位：全株药草。

（5）萃取方法：蒸馏。

（6）气味：香气强烈，甜味明显。

（7）主要产地：法国、英国、美国。

（8）主要化学成分：属单萜醇类精油（沉香醇、侧柏醇、牻牛儿醇）。

（9）其他化学成分：氧化物、单萜烯、醛、倍半萜烯、酯、酚、单萜酮。

（10）对身体的作用：适用于呼吸系统的支气管炎、胸膜炎、支气管肺炎；抗菌，对葡萄球菌引起的肾盂肾炎、输卵管炎、子宫炎症、结肠炎和念珠菌引起的膀胱炎、阴道炎、口腔炎、胃炎等都有疗效；平衡中枢神经系统；是儿童较适合的用油，对儿童的皮肤问题、消化道问题、呼吸道问题都有帮助。

（11）对皮肤的作用：针对油性皮肤效果显著，可有效改善痤疮、皮炎、冻疮等问题。此外，它还是头皮的补药，去屑、防脱发的效果显著。

（12）对心理的作用：有温暖、振奋的能量，能带来童稚般的勇气，充满尝新与挑战的渴望。

（13）注意事项：沉香醇百里香是单萜醇类精油，与百里酚百里香高比例的酚（30% ~ 40%）含量不同，它的酚只占 1% ~ 5% 的含量，因此是非常温和、安全的精油，不会刺激皮肤。在选择精油时要注意区分。

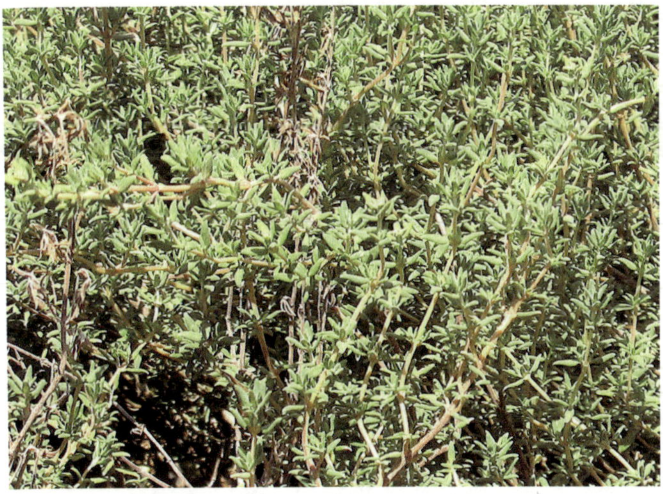

图 5-11　沉香醇百里香

7. 马郁兰（马丁香）精油

（1）植物名称：马郁兰（马丁香）Marjoram。

（2）拉丁学名：Oreganum majorana。

（3）植物科属：唇形科牛至属。

（4）萃取部位：全株药草。

（5）萃取方法：蒸馏。

（6）气味：温暖且具穿透力，略带香辛料味道。

（7）主要产地：埃及、法国、西班牙、英国、匈牙利。

（8）主要化学成分：属单萜醇类精油（沉香醇、萜品烯四醇、侧柏醇、α－萜品醇）。

（9）其他化学成分：倍半萜烯、单萜烯、醚、酯。

（10）对身体的作用：马郁兰（马丁香）精油用途广泛。抗感染，抗菌（如肺炎球菌、金黄葡萄球菌、大肠杆菌）；可调节自主神经系统（如甲亢、降低血压、扩张血管、镇痛、节欲）；改善鼻炎、鼻窦炎、支气管炎、中耳炎、百日咳，并能消除感冒引起的头脑窒塞感；对缓解肠胃炎、胃痉挛、消化不良、便秘、腹泻、胀气都有所助益；对各种痛症，如神经痛、风湿痛、肌肉痛特别有效。

（11）对皮肤的作用：作为天然的抗氧化剂，可减缓皮肤老化；适用于油性肌肤，可治疗粉刺，调理油腻不洁肌肤；淡化老年斑、瘀斑。

（12）对心理的作用：温暖身体和心灵，帮助人面对现实；对过度活跃的人来说，是非常好的镇静剂。

（13）注意事项：怀孕期间勿用。

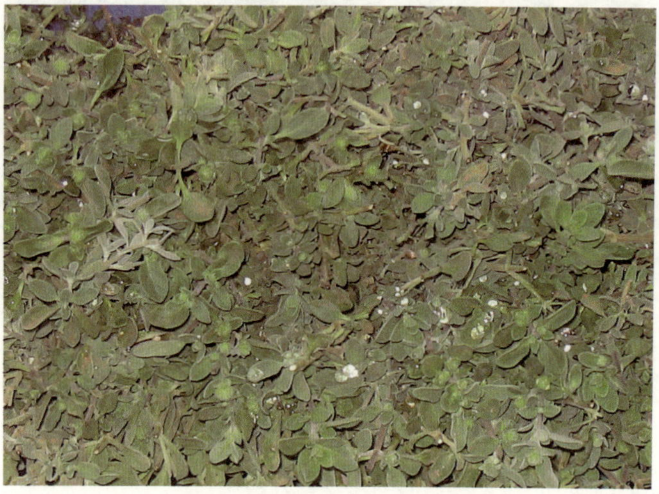

图 5-12　马郁兰（马丁香）

8. 广藿香精油

（1）植物名称：广藿香 Patchouli。

（2）拉丁学名：Pogostemon cablin。

（3）植物科属：唇形科广藿香属。

（4）萃取部位：全株药草。

（5）萃取方法：蒸馏。

（6）气味：强烈的泥土气息，略带甜甜的香料味。

（7）主要产地：印度、印度尼西亚、马来西亚。

（8）主要化学成分：属倍半萜醇类精油（广藿香醇）。

（9）其他化学成分：单萜烯、倍半萜烯、倍半萜酮。

（10）对身体的作用：能强化中枢神经，对神经衰弱有帮助；能平衡过多的排汗量；舒缓痔疮及静脉曲张的症状；有利尿减轻体液滞留作用。

（11）对皮肤的作用：具有很强的再生作用，能帮助细胞新生、伤口愈合结痂；有抗炎和杀菌的能力，对脂溢性皮炎、过敏性皮炎、皮肤皲裂及湿疹、粉刺等都有功效。

（12）对心理的作用：能让人冷静地面对问题，让眼光更客观，使意识更清晰，增加判断力；适合内敛的人，使态度变温和，情绪更稳定。

（13）注意事项：低剂量使用有显著的镇静效果，但高剂量反而会造成刺激。

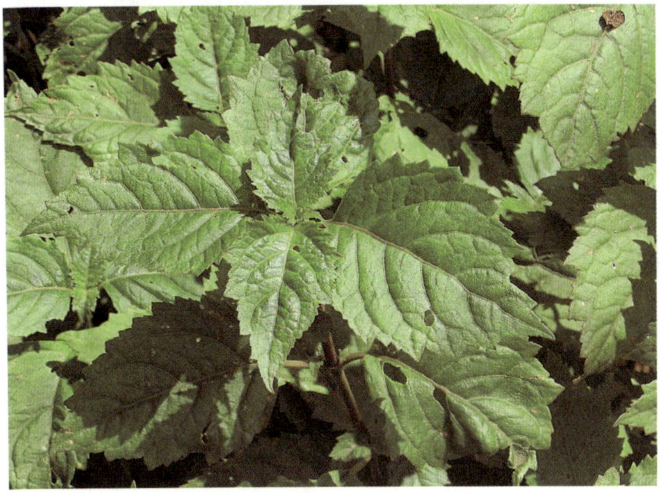

图 5-13　广藿香

二、芸香科植物精油

（一）芸香科植物及精油的共性

芸香科植物皆为灌木或乔木，其重要特征是具有油囊，不只是叶片和果实上有油囊，花朵上也一样有油囊。所以，该科植物的花、果实、叶都储存着精质。芸香科植物精油堪称最安全、最温和，是孕妇和儿童的重要用油，其化学成分中，含有高量单萜烯，是很好的补气精油，对孕妇和病人特别有滋补功效，并可调整神经传导物质与神经系统，安抚镇静情绪，缓解消化不良、胀气、食欲不振的症状。

（二）常见芸香科植物精油的特性

1. 香柠檬精油

（1）植物名称：香柠檬 Bergamot。

（2）拉丁学名：Citrus bergamia。

（3）植物科属：芸香科柑橘属。

（4）萃取部位：果皮。

（5）萃取方法：压榨。

（6）气味：清淡、纤巧，类似柠檬和橙的混合气味，略带花香。

（7）主要产地：意大利、摩洛哥、几内亚、象牙海岸。

（8）主要化学成分：属酯类精油（乙酸沉香酯、牻牛儿酯、萜品烯酯）。

（9）其他化学成分：单萜醇、单萜烯、呋喃香豆素、醛。

（10）对身体的作用：对因情绪不良引起的消化系统、生殖系统问题有很好的改善作用，如消化不良、腹胀气、绞痛、食欲不振等；抵抗泌尿系统感染，如尿道感染、发炎，膀胱炎。

（11）对皮肤的作用：对油性皮肤特别有益，尤其是与压力有关而产生的唇部疱疹、水痘、带状疱疹、湿疹、粉刺、疥疮、脂溢性皮炎、皮肤溃疡等。

（12）对心理的作用：抗忧郁和焦虑的“高手”。

（13）注意事项：含有较高比例的呋喃香豆素，因此要特别注意其光敏性，使用后勿做日光浴或暴晒。

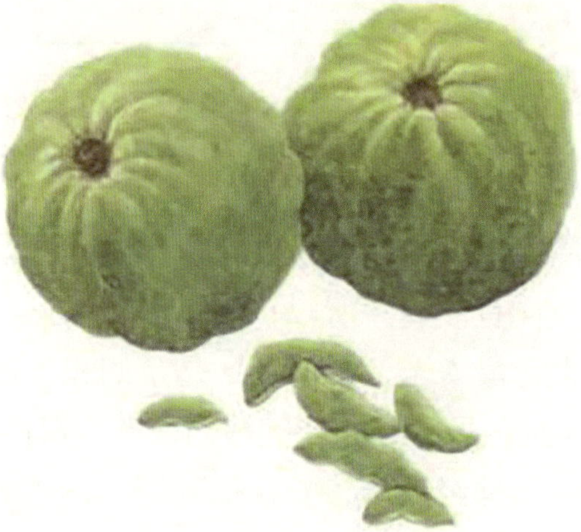

图 5-14　香柠檬

2. 葡萄柚精油

（1）植物名称：葡萄柚 Grapefruit。

（2）拉丁学名：Citrus paradisi。

（3）植物科属：芸香科柑橘属。

（4）萃取部位：果皮。

（5）萃取方法：压榨。

（6）气味：清新、甜味。

（7）主要产地：以色列、美国、巴西。

（8）主要化学成分：属单萜烯类精油（柠檬烯）。

（9）其他化学成分：醛、呋喃香豆素。

（10）对身体的作用：有刺激胆汁分泌，帮助消化的作用；对体液滞留、蜂窝组织炎和其他各种排毒不良所引起的问题有很好的利尿消肿和解毒作用，所以在减肥配方中经常使用；还可调节神经传导物质，舒缓头疼、疲乏，如时差反应的症状。

（11）对皮肤的作用：非常适合油性肌肤使用，可以调理皮脂腺的分泌，紧实肌肤。

（12）对心理的作用：抗忧郁，提振情绪，激发自尊。

（13）注意事项：注意其光敏性。

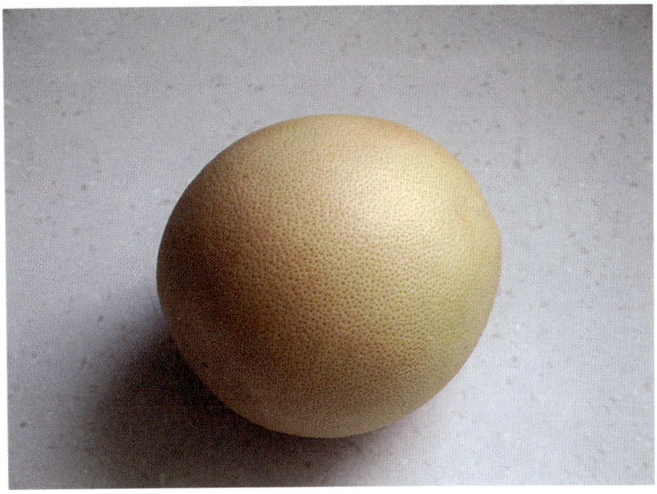

图 5-15　葡萄柚

3. 柠檬精油

（1）植物名称：柠檬 Lemon。

（2）拉丁学名：Citrus limonum。

（3）植物科属：芸香科柑橘属。

（4）萃取部位：果皮。

（5）萃取方法：压榨。

（6）气味：酸甜、略带刺激的果香味。

（7）主要产地：美国、意大利、阿根廷、巴西。

（8）主要化学成分：属单萜烯类精油（柠檬烯、萜品烯、对伞花烃、异松油萜）。

（9）其他化学成分：醛、呋喃香豆素、倍半萜烯、单萜醇。

（10）对身体的作用：有调节循环系统、平衡身体酸碱度的作用；改善静脉曲张、帮助尿酸代谢，在痛风、关节炎的配方中都可见柠檬精油；调顺整个消化系统，如对反胃、腹泻、消化不良，甚至对肝功能失调均有改善作用；具有杀菌作用，是流感期间净化空气不可少的精油。

（11）对皮肤的作用：有温和的美白作用；可以帮助油性皮肤减少油脂分泌，对油腻发肤有清洁、收敛的作用；亦有止血的功效。

（12）对心理的作用：带来清新的感受，帮助澄清思绪，净化心灵。

（13）注意事项：注意其光敏性。

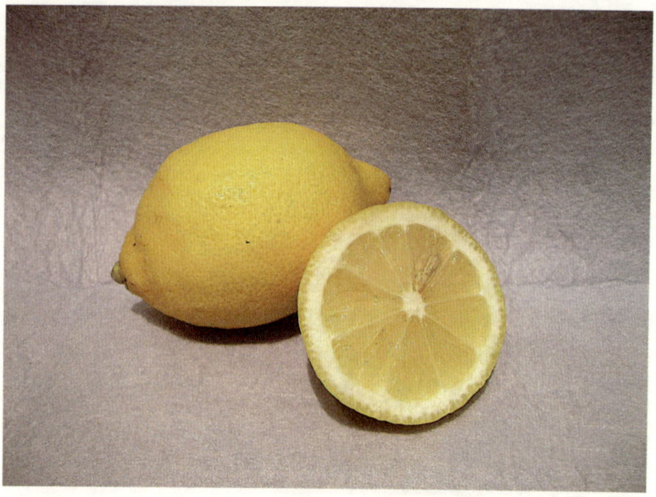

图 5-16　柠檬

4. 甜橙精油

（1）植物名称：甜橙 Orange。

（2）拉丁学名：Citrus aurantium。

（3）植物科属：芸香科柑橘属。

（4）萃取部位：果皮。

（5）萃取方法：压榨。

（6）气味：甜美的果香味。

（7）主要产地：美国、意大利、地中海沿岸。

（8）主要化学成分：属单萜烯类精油（柠檬烯）。

（9）其他化学成分：醛、香豆素、倍半萜烯、醇。

（10）对身体的作用：有抗忧郁、健胃和镇定的效果，可改善因焦虑而导致的失眠现象；对紧张的胃有安抚作用，帮助消化、增进食欲；促进身体吸收维生素 C，借此抵抗病毒感染；帮助胶原形成，促进身体组织的生长与修复。

（11）对皮肤的作用：帮助阻塞的皮肤排出毒素，改善干燥、皱纹、湿疹的皮肤，让疲惫的肌肤恢复活力。

（12）对心理的作用：有助驱赶紧张和压力，保持积极的态度。

（13）注意事项：注意其光敏性。

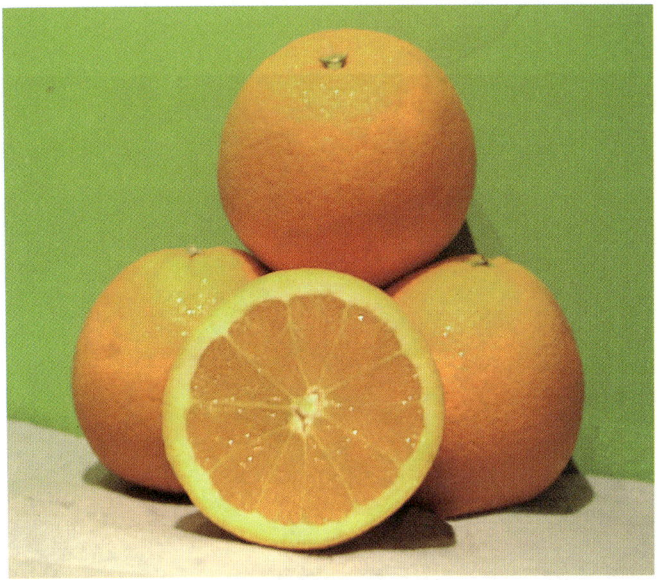

图 5-17　甜橙

5. 苦橙叶精油

（1）植物名称：苦橙叶 Petitgrain。

（2）拉丁学名：Citrus aurantium var.amara。

（3）植物科属：芸香科柑橘属。

（4）萃取部位：叶及嫩芽。

（5）萃取方法：蒸馏。

（6）气味：具有持续的香气，交替发出木质香和花香。

（7）主要产地：意大利、埃及、海地、巴拉圭。

（8）主要化学成分：酯（乙酸沉香酯）。

（9）其他化学成分：单萜烯醇、单萜烯、单萜烯醛。

（10）对身体的作用：作为神经系统的镇静剂，能够放松身体、助眠、调整呼吸；能温和地刺激免疫系统，提高免疫力；安抚胃部肌肉，助消化，使身体保持清新有活力。

（11）对皮肤的作用：调节皮肤功能，清除皮肤的瑕疵，如粉刺。

（12）对心理的作用：安抚愤怒与恐慌，情绪低落时能给人踏实感，使心情焕然一新；安抚人心的作用类似橙花精油，但对比较严重的沮丧状态，仍然是橙花精油比较有效。

（13）注意事项：注意其光敏性。

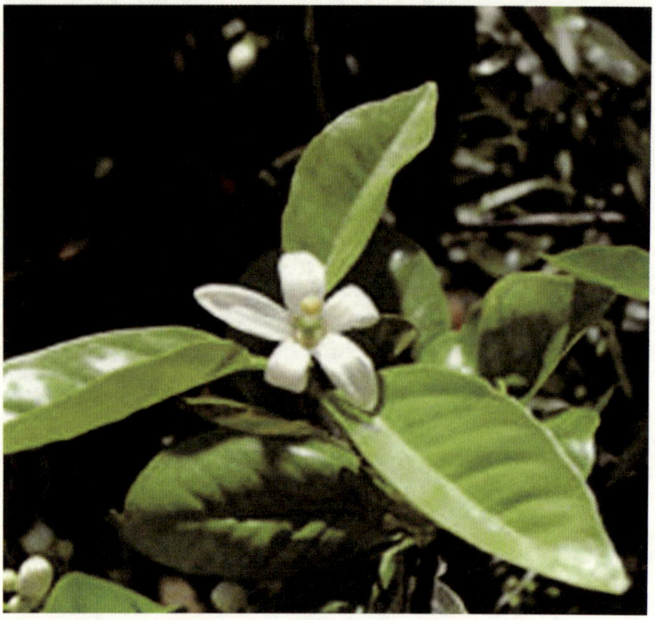

图 5-18　苦橙叶

6. 橙花精油

（1）植物名称：橙花 Neroli。

（2）拉丁学名：Citrus aurantium bigarade。

（3）植物科属：芸香科柑橘属。

（4）萃取部位：花朵。

（5）萃取方法：蒸馏。

（6）气味：略带青涩味的花香。

（7）主要产地：法国、摩洛哥、意大利、莫桑比克。

（8）主要化学成分：属单萜醇类精油（橙花醇、沉香醇、牻牛儿醇）。

（9）其他化学成分：单萜烯、单萜酮、倍半萜醇、醛、酯、苯乙醇。

（10）对身体的作用：作为心血管系统的补剂，可减轻心悸或因受惊吓引起的心脏问题；有缓解肠道平滑肌痉挛的作用，因此对肠炎、腹痛、腹泻及婴儿的腹绞痛有功效；能激励副交感神经，改善神经痛、头痛以及焦虑引起的失眠等症状。

（11）对皮肤的作用：增强细胞活力，增加皮肤弹性，适合干性及敏感肌肤，可改善妊娠纹及疤痕。

（12）对心理的作用：抗忧郁、焦虑、紧张，能让人镇定。

（13）注意事项：过敏者慎用。

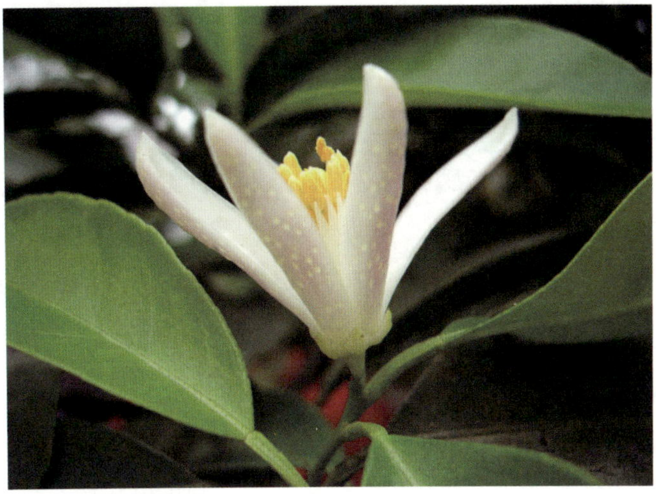

图 5-19　橙花

三、桃金娘科植物精油

（一）桃金娘科植物及精油的共性

桃金娘科植物生长在高冷地区，喜亲水，包括桉属和白千层属，其共性是树皮光滑、树形坚挺，花形呈辐射状。桃金娘科植物精油普遍富含桉油醇，对呼吸系统和循环系统效果显著。

（二）常见桃金娘科植物精油

1. 澳洲尤加利精油的特性

（1）植物名称：澳洲尤加利 Eucalyptus radiate。

（2）拉丁学名：Eucalyptus radiata。

（3）植物科属：桃金娘科桉属。

（4）萃取部位：叶。

（5）萃取方法：蒸馏。

（6）气味：薄荷般有渗透性的香气。

（7）主要产地：澳洲。

（8）主要化学成分：属氧化物类精油（1,8 桉油醇、丁香油烃氧化物）。

（9）其他化学成分：单萜醇、单萜烯、醛。

（10）对身体的作用：抗病毒、杀菌，有止咳、化痰、畅顺呼吸的作用，对呼吸系统疾病，如流行性感冒、喉咙感染、鼻窦炎、咳嗽等的治疗效果较好；对生殖、泌尿系统炎症，如阴道炎、膀胱炎也有疗效；还可舒缓肌肉酸痛。

（11）对皮肤的作用：对疱疹有显著功效，可预防细菌滋生和蓄脓，促进新组织的建构；皮肤上的诸多问题，如割伤、溃疡、发炎、癣等都可以使用澳洲尤加利精油。

（12）对心理的作用：对情绪有冷静的效果，可使头脑清醒，注意力集中。

（13）注意事项：儿童慎用或低剂量使用。

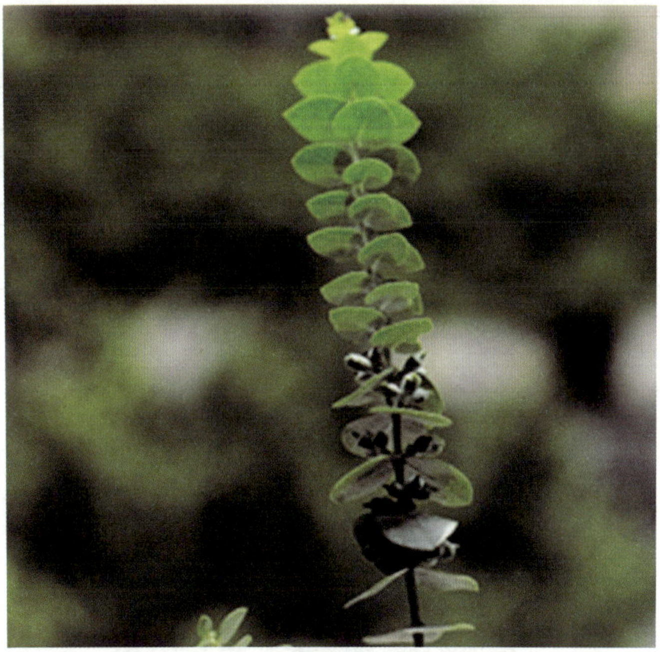

图 5-20　澳洲尤加利

2. 互叶白千层精油

（1）植物名称：互叶白千层 Melaleuca alternifolia。

（2）拉丁学名：Melaleuca　alternifolia。

（3）植物科属：桃金娘科白千层属。

（4）萃取部位：叶。

（5）萃取方法：蒸馏。

（6）气味：有药味、略为刺鼻。

（7）主要产地：澳洲（新南威尔士州）。

（8）主要化学成分：属单萜醇类精油（萜品烯四醇、侧柏醇）。

（9）其他化学成分：氧化物、单萜烯、倍半萜烯、倍半萜醇。

（10）对身体的作用：提高免疫力，体质虚弱、病后恢复者及幼童都可以使用互叶白千层精油来增强免疫力；口腔问题，如牙龈发炎、口腔溃疡、牙床脓肿、咽炎、唇部疱疹都可用互叶白千层精油消炎、杀菌；对生殖泌尿系统的炎症，如阴道炎、卵巢充血、尿道炎、膀胱炎都有良好的效果。

（11）对皮肤的作用：对化脓皮肤、水痘、疱疹、癣、疣等特别有效；对油性皮肤、暗疮、头皮屑、头皮过干等有所帮助。

（12）对心理的作用：有助于头脑清醒、恢复活力。

（13）注意事项：过敏者慎用。

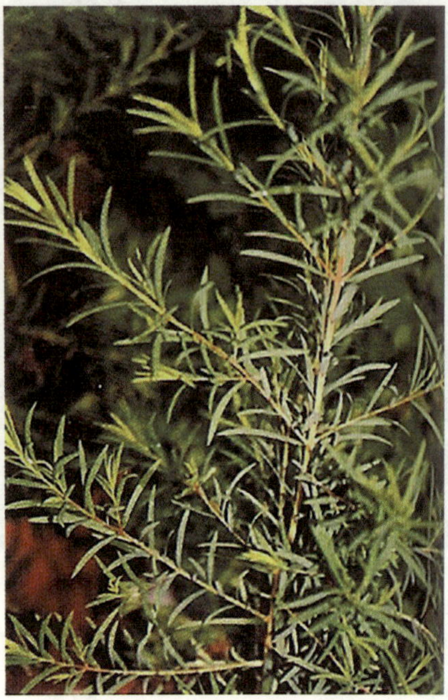

图 5-21　互叶白千层

3. 丁香精油

（1）植物名称：丁香 Clove Bud。

（2）拉丁学名：Eugenia caryophyllus。

（3）植物科属：桃金娘科蒲桃（丁子香）属。

（4）萃取部位：花苞（也有从叶片萃取）。

（5）萃取方法：蒸馏。

（6）气味：略带刺激的辛香味。

（7）主要产地：印度尼西亚、马达加斯加、斯里兰卡。

（8）主要化学成分：属酚类精油（丁香酚、香荆芥酚、顺式 & 反式异丁香酚）。

（9）其他化学成分：单萜醇、单萜酮、单萜烯、氧化物、倍半萜烯、倍半萜醇、酯类、醛。

（10）对身体的作用：丁香精油的酚含量很高，可强力杀菌、抗病毒、抗感染；止痛作用明显，尤其在止牙痛方面疗效显著；丁香还具有调节甲状腺机能，提高体表温度，升高血压的作用；对孕妇有助产的作用，可减轻其痛感。

（11）对皮肤的作用：可调理松弛及血液循环差的肌肤；可治疗带状疱疹、表皮寄生虫病、疥疮、皮肤感染、溃疡、面疱感染等问题。

（12）对心理的作用：振奋精神，带给人强大、温暖的支持力量。

（13）注意事项：孕妇、婴幼儿、高血压者勿用；对皮肤有所刺激，皮肤敏感者使用时剂量要低。

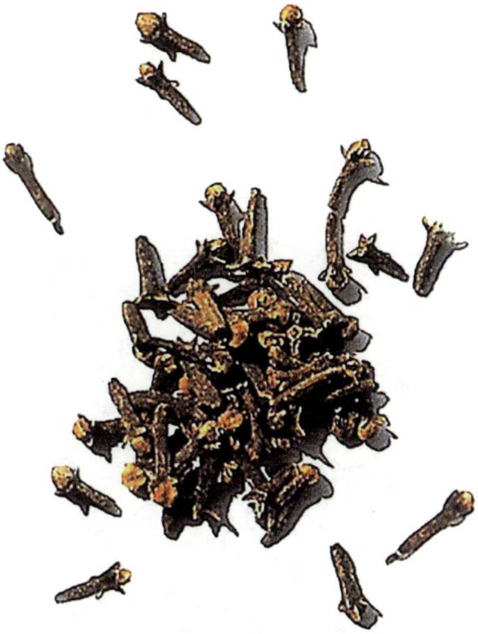

图 5-22 丁香花苞

4. 绿花白千层精油

（1）植物名称：绿花白千层 Niaouli。

（2）拉丁学名：Melaleuca quinquenervia。

（3）植物科属：桃金娘科白千层属。

（4）萃取部位：叶。

（5）萃取方法：蒸馏。

（6）气味：略甜、清爽、有穿透力。

（7）主要产地：澳洲、马达加斯加、新喀里多尼亚。

（8）主要化学成分：属氧化物类精油（1,8 桉油醇、环氧丁香油烃）。

（9）其他化学成分：单萜醇、单萜烯、倍半萜烯、倍半萜醇。

（10）对身体的作用：有强大的抗感染，杀菌（金黄葡萄球菌、白色念珠球菌），抗黏膜病菌（咽喉、胸腔、消化道、生殖泌尿道、淋巴）和抗病毒的作用；可改善胸腔疾病症状，如传染病、肺结核、支气管炎、百日咳、喉炎；可刺激机体组织、促进局部血液循环，加强白细胞与抗体的活力；可疏通静脉，疏解风湿痛、关节酸痛。

（11）对皮肤的作用：可清洗受细菌感染的皮肤，如粉刺、暗疮、溃疡、干癣、蚊虫咬伤、伤口等，有抗感染和促进伤口愈合的作用。

（12）对心理的作用：使人充满力量与能量，摆脱阴霾、猜忌，壮大心灵。

（13）注意事项：含有高比例氧化物（1,8 桉油醇），扩香时请勿太贴近鼻部，以免导致呼吸道不适。

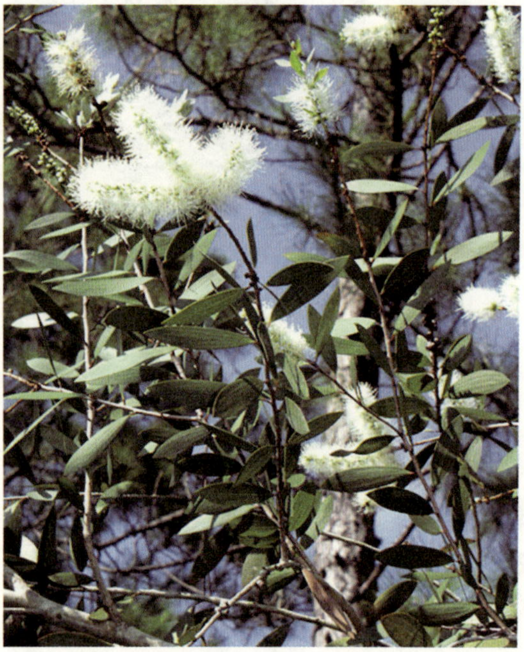

图 5-23　绿花白千层

四、樟科植物精油

（一）樟科植物及精油的共性

樟科植物主要生长在亚热带、热带潮湿地区，多半在春天开花，花色乳白至浅黄，非常小，叶片表面光滑无细毛，叶片边缘平整，没有锯齿。大部分樟科植物有“三出脉”，也就是从叶基长出三条放射状的主脉，一直延伸至叶缘。由于樟科植物多生长于热带与亚热带地区，日照强烈，所以它的气味与能量非常炽烈。樟科精油普遍具有强大的抗病能力，对病毒、细菌、微菌、寄生虫都有效果，对各种急性感染，尤其是黏膜组织的感染，包括呼吸系统、消化系统、生殖系统的感染，都能发挥作用。也可用于祛风止痛。

（二）常见樟科植物精油的特性

1. 月桂精油

（1）植物名称：月桂 Bay。

（2）拉丁学名：Laurus nobilis。

（3）植物科属：樟科月桂属。

（4）萃取部位：叶。

（5）萃取方法：蒸馏。

（6）气味：有肉桂的味道，甜味较淡。

（7）主要产地：克罗地亚、摩洛哥、西班牙。

（8）主要化学成分：属氧化物类精油（1,8 桉油醇）。

（9）其他化学成分：单萜烯、倍半萜烯、单萜醇、倍半萜醇、酚、醚、酯。

（10）对身体的作用：可平衡交感与副交感神经，有强力止痛、抗痉挛、扩张冠状动脉的作用；可改善淋巴阻塞，促进淋巴代谢，可作为风湿性关节炎、退化性关节炎、长年肌肉劳损的长期保养用油；有杀菌、抗感染的功效；可用于退烧（发汗、降温）。

（11）对皮肤的作用：是头发、头皮的良好“补品”，可刺激毛发生长并清除头皮屑；适合肤质油腻，有面疱、溃疡的皮肤使用。

（12）对心理的作用：心灵“兴奋剂”。

（13）注意事项：孕妇忌用；使用时剂量要低。

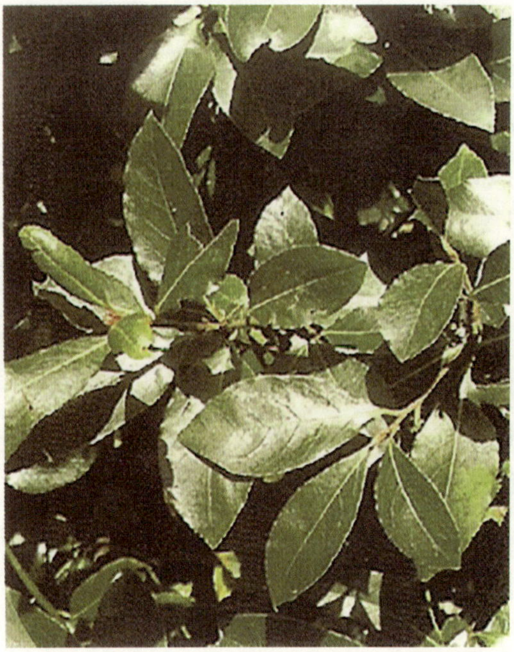

图 5-24　月桂

2. 罗文莎叶精油

（1）植物名称：罗文莎叶 Ravensara。

（2）拉丁学名：Ravensara aromatica。

（3）植物科属：樟科罗文莎叶属。

（4）萃取部位：叶片。

（5）萃取方法：蒸馏。

（6）气味：略带刺激的爽快感，接近尤加利的气味。

（7）主要产地：马达加斯加。

（8）主要化学成分：属氧化物类精油（1,8 桉油醇）。

（9）其他化学成分：单萜烯、倍半萜烯、单萜醇、倍半萜醇、单萜酮、酚、醚、酯、醛。

（10）对身体的作用：作用全面，抗病毒功效卓越，对病毒型肝炎、病毒型肠炎、霍乱、疱疹、水痘均有疗效；是流行性感冒期间必备的精油；适合呼吸道感染，如鼻窦炎和鼻喉黏膜炎，有止咳化痰、化解黏液的功效；是良好的肌肉舒张剂和止痛剂，适合治疗关节疼痛和肌肉紧张；是很安全的精油，儿童亦可使用。

（11）对皮肤的作用：有强效抗疱疹病毒的作用。

（12）对心理的作用：帮助提高注意力。

（13）注意事项：过敏者慎用。

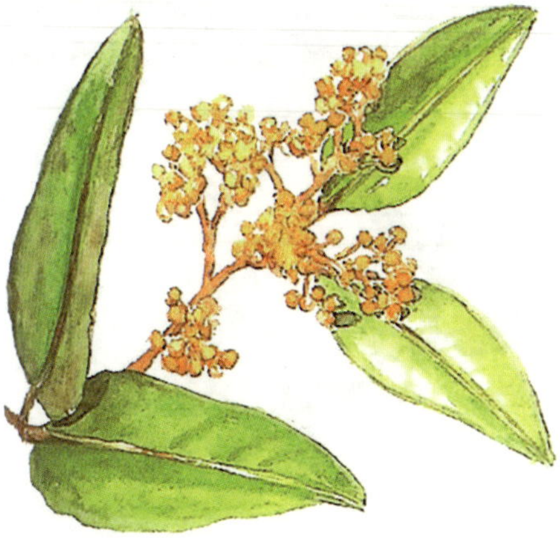

图 5-25 罗文莎叶

3. 山鸡椒精油

（1）植物名称：山鸡椒 May chang。

（2）拉丁学名：Litsea cubeba。

（3）植物科属：樟科木姜子属。

（4）萃取部位：果实。

（5）萃取方法：蒸馏。

（6）气味：带有清新的柠檬味。

（7）主要产地：中国、印度。

（8）主要化学成分：属醛类精油（柠檬醛、香茅醛）。

（9）其他化学成分：单萜烯、单萜酮、单萜醇、倍半萜烯、酯。

（10）对身体的作用：抗病毒的功效强大，非常适合传染病期间的空气净化；还可增强消化系统功能，开胃、助消化。

（11）对皮肤的作用：适合油性和暗疮皮肤，有消炎、收敛的功效。

（12）对心理的作用：抗忧郁，缓解焦虑、沮丧的情绪，营造出一种阳光普照的精神感受，让人随和而轻松自在。

（13）注意事项：高剂量使用会刺激皮肤，建议敏感肌肤与婴幼儿使用时，剂量控制在 1% 以内。

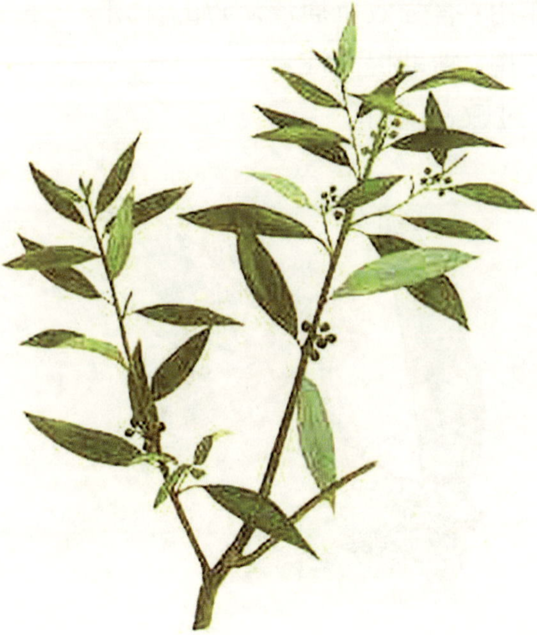

图 5-26 山鸡椒

4. 花梨木精油

（1）植物名称：花梨木 Rosewood。

（2）拉丁学名：Aniba rosaeodora。

（3）植物科属：樟科阿尼巴木（紫檀木）属。

（4）萃取部位：木材。

（5）萃取方法：蒸馏。

（6）气味：甜甜的木质香，隐约有玫瑰的芬芳。

（7）主要产地：巴西、墨西哥。

（8）主要化学成分：属单萜醇类精油（沉香醇 90% ~ 95%）。

（9）其他化学成分：氧化物类、单萜烯、单萜酮、倍半萜烯、芳香酮。

（10）对身体的作用：花梨木精油是增强免疫功能极佳的精油，它温和、不刺激，对老人、儿童都非常适用；花梨木精油的单萜醇含量较高，因此它的抗感染能力也非常强大，对耳鼻喉部感染、胸腔支气管感染、阴道念珠菌感染都有良好的治疗效果。

（11）对皮肤的作用：有刺激细胞，促使组织再生的作用；是很好的皮肤保湿剂，可抗皱，延缓皮肤老化，改善干燥、敏感、发炎的皮肤。

（12）对心理的作用：花梨木精油香气纯正，能提供非常积极、正面的帮助。

（13）注意事项：过敏者慎用。

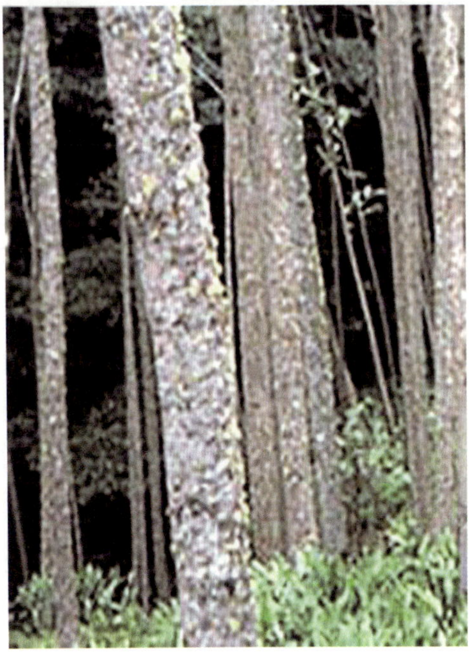

图 5-27 花梨木

五、松科、柏科植物精油

（一）松科、柏科植物及精油的共性

松科和柏科植物都是针叶树种。松科高大，枝叶扩散生长，叶片细瘦，而柏科树形收敛、枝叶聚集，叶片较肉质且有鳞片，但它们都含有蜡质，且表面积小，可避免水分散失，能熬过寒冷而干燥的气候。针叶树的根部结实、深长，足以支撑起高大的树身，抵御强劲的风雪。

针叶树精油与原植物气味很像，可令人联想到茂密的树林。针叶树精油的气味十分高远，有的细腻，有的粗重，基本上都是激励的，并不激情，而是平稳、安静中，带有正面、积极的力量。

（二）常见松科、柏科植物精油的特性

1. 大西洋雪松精油

（1）植物名称：大西洋雪松 Cedar wood。

（2）拉丁学名：Cedrus atlantica。

（3）植物科属：松科雪松属。

（4）萃取部位：针叶、木材。

（5）萃取方法：蒸馏。

（6）气味：较厚重的木质香。

（7）主要产地：摩洛哥。

（8）主要化学成分：属倍半萜酮类精油（大西洋酮）。

（9）其他化学成分：倍半萜烯、倍半萜醇。

（10）对身体的作用：能促进淋巴流动、消解脂肪（如蜂窝组织、浮肉、水分与脂质郁积）、减轻风湿痛和关节痛；抗动脉硬化、抗肿瘤；止咳化痰、止鼻涕等。

（11）对皮肤的作用：有效对抗头皮的皮脂溢出、头皮屑和脱发；有收敛、抗菌的特性，对油性肤质、皮炎、湿疹、干癣有功效，能改善暗疮和粉刺的肌肤。

（12）对心理的作用：处理陈年的遗憾、伤痛，化解复杂、纠结的情绪。

（13）注意事项：孕妇勿用。

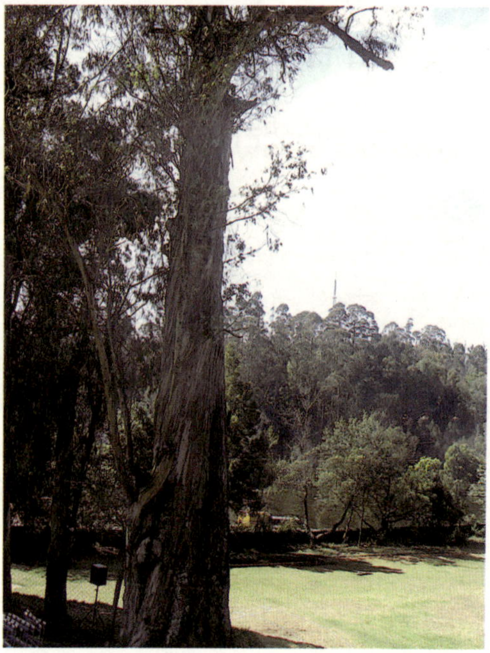

图 5-28　大西洋雪松

2. 丝柏精油

（1）植物名称：丝柏 Cypress。

（2）拉丁学名：Cupressus sempervirens。

（3）植物科属：柏科柏属。

（4）萃取部位：针叶、枝。

（5）萃取方法：蒸馏。

（6）气味：木质香，清澈而令人振奋。

（7）主要产地：法国、德国、西班牙、意大利。

（8）主要化学成分：属单萜烯类精油。

（9）其他化学成分：倍半萜烯、倍半萜醇。

（10）对身体的作用：帮助舒解静脉与淋巴郁积的毒素和将废物排出体外，也可舒解前列腺肿胀、充血；对收缩静脉血管，改善静脉曲张、内外痔、皮下组织水肿都有所助益，是循环系统的“补药”；还可调节卵巢功能，调理经前症候群、更年期症候群的不适；可改善支气管炎、支气管痉挛、百日咳、肺结核、胸膜炎等症状。

（11）对皮肤的作用：可保持液体平衡，控制水分过度流失，对成熟型皮肤颇有帮助，对多汗、多油、暗疮的皮肤有收敛作用。

（12）对心理的作用：让心灵回归安宁，回归自我，认识自我真正的价值。

（13）注意事项：乳腺增生者禁用。

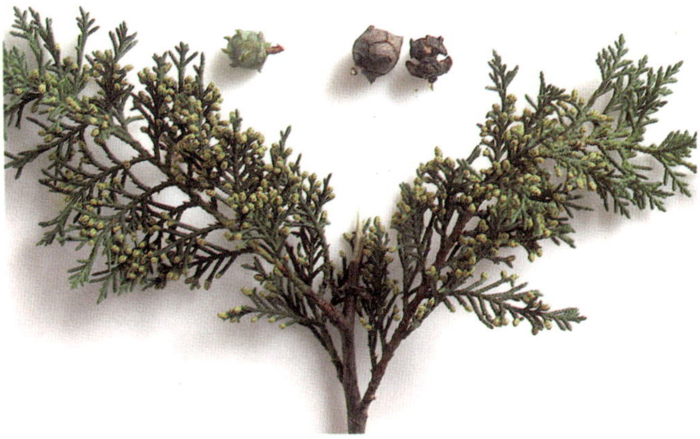

图 5-29 丝柏

3. 杜松果精油

（1）植物名称：杜松果 Juniper。

（2）拉丁学名：Juniperus communis。

（3）植物科属：柏科刺柏（桧）属。

（4）萃取部位：浆果。

（5）萃取方法：蒸馏。

（6）气味：木质和水果混合的味道。

（7）主要产地：克罗地亚、意大利、匈牙利、法国、加拿大。

（8）主要化学成分：属单萜烯类精油。

（9）其他化学成分：倍半萜酮、单萜酮。

（10）对身体的作用：作为非常有效的利尿剂，可消水肿，降低尿酸，对关节炎、风湿、痛风和坐骨神经痛的治疗十分有益；对膀胱炎、尿急痛（无力排尿）和肾结石等泌尿系感染问题治疗有效，还可增强消化系统功能，利胰脏，帮助排出堆积的毒素，净化肠道；利肝胆。

（11）对皮肤的作用：是油性、充血皮肤的好帮手；可改善头皮的皮脂分泌物过多的状态；其净化的特性可改善粉刺、毛孔阻塞、皮炎、脓性湿疹、干癣和肿胀皮肤。

（12）对心理的作用：无论生理上的排毒，还是心理上的排毒，都适用杜松果精油，能振奋精神，产生积极的能量。

（13）注意事项：孕妇勿用；肾脏病患者使用时注意剂量。

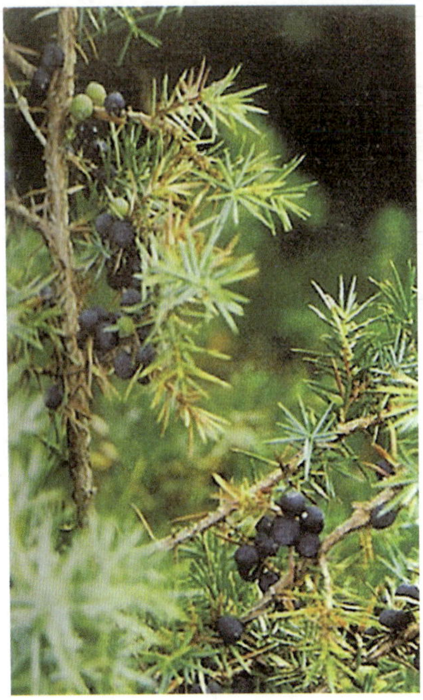

图 5-30　杜松果

六、橄榄科植物精油

（一）橄榄科植物及精油的共性

橄榄科植物普遍生长于气候条件恶劣的地方，如骄阳暴晒、缺雨少水、植物生长困难的不毛之地、沙漠地区等。橄榄科植物为乔木，果实椭圆形，最大特征是粗糙的树皮里有可分泌树脂的管道。橄榄科精油皆由树脂而得，成分以单萜烯和倍半萜烯为主，这两种芳香分子都没有太明显的气味，挥发速度慢。

树脂代表植物的自体修护功能，因此橄榄科植物精油最适用于皮肤及黏膜炎症与损伤。它可以直接保护受创部位，也能透过神经系统来发挥消炎作用。治疗呼吸系统与生殖泌尿系统的病症也是橄榄科植物精油的强项，能杀菌、消炎。橄榄科植物精油可以阻止脱皮严重化，如湿疹、牛皮癣、脓疱型痘疹。

（二）常见橄榄科植物精油的特性

乳香精油

（1）植物名称：乳香 Frankincense。

（2）拉丁学名：Boswellia carterii。

（3）植物科属：橄榄科乳香属。

（4）萃取部位：树脂。

（5）萃取方法：蒸馏。

（6）气味：略带木头香味。

（7）主要产地：埃塞俄比亚、伊朗、黎巴嫩。

（8）主要化学成分：属单萜烯类精油。

（9）其他化学成分：酯、苯基酯、单萜酮、氧化物、倍半萜烯、倍半萜醇、单萜醇。

（10）对身体的作用：作为适合治疗呼吸道感染的精油之一，可以止咳平喘，治疗支气管黏膜炎；对子宫出血及经血过量有收敛作用；有增强免疫系统的功能；能温暖身体，改善虚寒。

（11）对皮肤的作用：可平衡油脂，对干燥、老化、有皱纹的皮肤效果极佳。

（12）对心理的作用：缓解呼吸急促，使人情绪平稳，心情好转，趋向平和；有安抚作用，能帮助缓解焦虑及执迷过往的精神状态。

（13）注意事项：过敏者慎用。

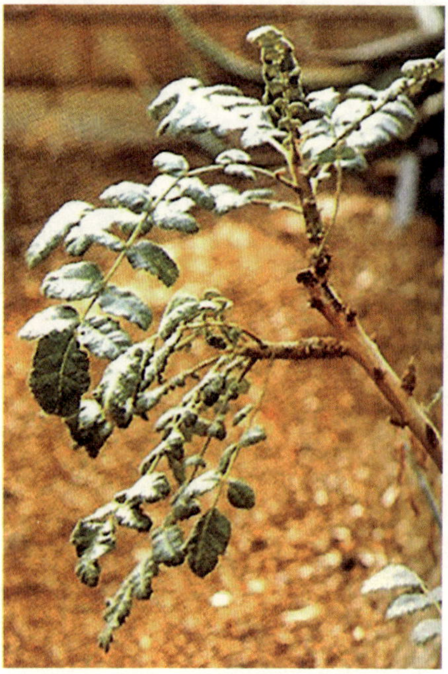

图 5-31　乳香

七、菊科植物精油

（一）菊科植物及精油的共性

菊科植物是庞大的开花植物家族。菊科植物极易辨认，最显著的特征就是头状花序、总状花序，花序中央不是花蕊，而是小小的管状花，外围也不是花瓣，而是舌状花、管状花一朵朵聚在一起。

菊科植物精油的共性是抗过敏、消炎。罗马洋甘菊和德国洋甘菊是两个不同属的植物，它们所萃取的精油在化学结构上大相径庭。

（二）常见菊科植物精油的特性

1. 罗马洋甘菊精油

（1）植物名称：罗马洋甘菊 Roman Chamomile。

（2）拉丁学名：Anthemis nobilis。

（3）植物科属：菊科春黄菊属。

（4）萃取部位：花。

（5）萃取方法：蒸馏。

（6）气味：酸甜，如苹果香气，又有药草之味。

（7）主要产地：英国、法国、意大利、智利。

（8）主要化学成分：属酯类精油（脂肪族酯 75% ~ 80%）。

（9）其他化学成分：单萜酮、倍半萜醇、单萜醇。

（10）对身体的作用：作为非常温和、无刺激的精油，甚至刚出生的婴儿都可使用；可安抚中枢神经，对失眠有帮助；可规律经期，改善经前症候群和更年期的不适症状；可刺激白细胞，增强免疫系统功能，改善贫血；可作为很好的抗痉挛、止痛剂，尤其对因神经紧张引起的疼痛，如头痛、偏头痛、牙痛等疗效显著。

（11）对皮肤的作用：有平衡油脂的作用，适合各种皮肤，与不同皮肤配方的精油调和在一起，能起到很好的效果，敏感皮肤亦可使用。

（12）对心理的作用：安抚效果绝佳，可舒解焦虑、紧张、愤怒与恐惧，使人放松，有耐性，感觉祥和，让心灵平静。

（13）注意事项：过敏者慎用。

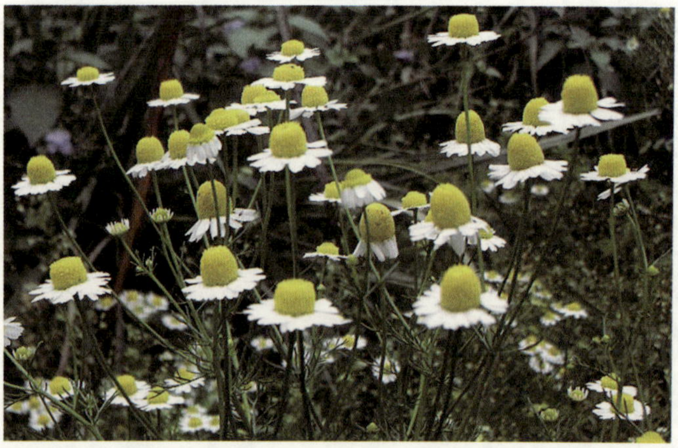

图 5-32 罗马洋甘菊

2. 永久花精油

（1）植物名称：永久花 Immortelle。

（2）拉丁学名：Helichrysum italicum。

（3）植物科属：菊科蜡菊属。

（4）萃取部位：花。

（5）萃取方法：蒸馏。

（6）气味：带蜂蜜般的菊花香气。

（7）主要产地：意大利、南斯拉夫、科西嘉岛（法国）。

（8）主要化学成分：属倍半萜酮类精油（β－双酮、意大利酮）。

（9）其他化学成分：倍半萜烯、单萜醇、酯。

（10）对身体的作用：作为去瘀效果最强的精油，对撞伤、碰伤、摔伤或皮下出血等瘀血现象有极佳的活血化瘀的作用；还有抗呼吸道痉挛的作用，对百日咳、支气管炎、哮喘等疗效显著；可帮助降低胆固醇，利肝胆。

（11）对皮肤的作用：作为非常安全的精油，没有毒性且不刺激皮肤，适合各种皮肤使用，有抗过敏、抗发炎、杀菌、止痒的作用。

（12）对心理的作用：化解伤痛，打开紧锁的心门。

（13）注意事项：气味浓烈，调香时宜低剂量开始使用，以避免造成嗅觉刺激。

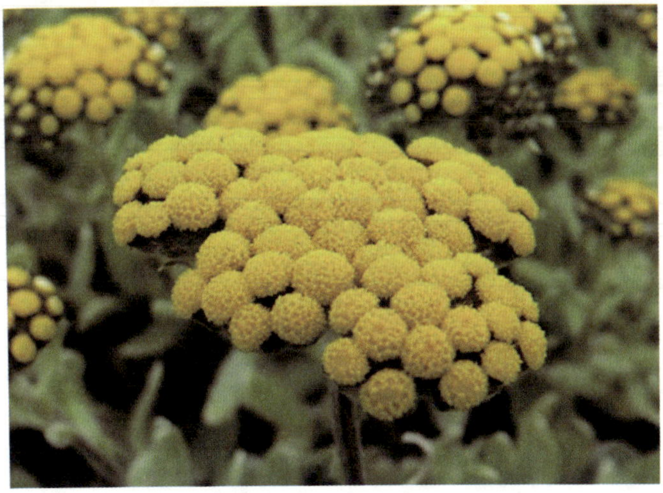

图 5-33 永久花

3. 艾草精油

（1）植物名称：艾草 Mugwort。

（2）拉丁学名：Artemisiae argyi。

（3）植物科属：菊科蒿属。

（4）萃取部位：叶片。

（5）萃取方法：蒸馏。

（6）气味：特殊浓郁的气味。

（7）主要产地：中国。

（8）主要化学成分：属氧化物精油（1,8 桉油醇）。

（9）其他化学成分：侧柏酮、樟脑、艾醇、石竹烯、乙酸乙酯、甘菊环烯。

（10）对身体的作用：平喘、镇咳及祛痰，止血及抗凝血，护肝利胆。

（11）对皮肤的作用：抗炎、杀菌、止痒。

（12）对心理的作用：镇静安抚，让人的身心放松、平和下来，激发出创造的潜能。

（13）注意事项：低剂量使用。

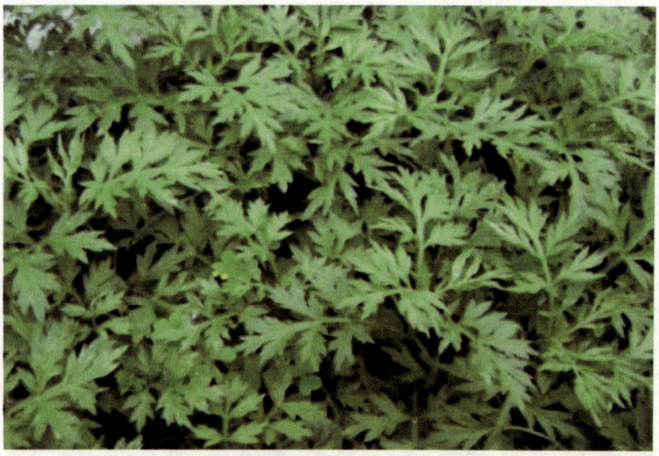

图 5-34 艾草

八、牻牛儿科植物精油

（一）牻牛儿科植物及精油的共性

牻牛儿科植物是常绿植物，叶片深裂，有玫瑰花香。其精油是从叶片萃取得来的。

（二）常见牻牛儿科植物精油的特性

玫瑰天竺葵精油

（1）植物名称：玫瑰天竺葵 Rose geranium。

（2）拉丁学名：Pelargonium roseum。

（3）植物科属：牻牛儿科天竺葵属。

（4）萃取部位：叶片。

（5）萃取方法：蒸馏。

（6）气味：甜香味，有如玫瑰气息。

（7）主要产地：中国。

（8）主要化学成分：属单萜醇类精油（香茅醇、沉香醇、牻牛儿醇）。

（9）其他化学成分：单萜酮、单萜烯、氧化物、酯。

（10）对身体的作用：有调理女性荷尔蒙的作用，对经前症候群、更年期症候都有很好的效果；可刺激淋巴系统，以避免感染、排除废物并强化循环系统；帮助肝、肾排毒，利尿，改善水分滞留的症状。

（11）对皮肤的作用：平衡皮脂分泌，缓解湿疹、带状疱疹、癣、冻疮的症状；紧实松弛皮肤，促进血液循环，使皮肤红润。

（12）对心理的作用：让内心恢复平衡，减轻疏离感。

（13）注意事项：孕妇勿用。

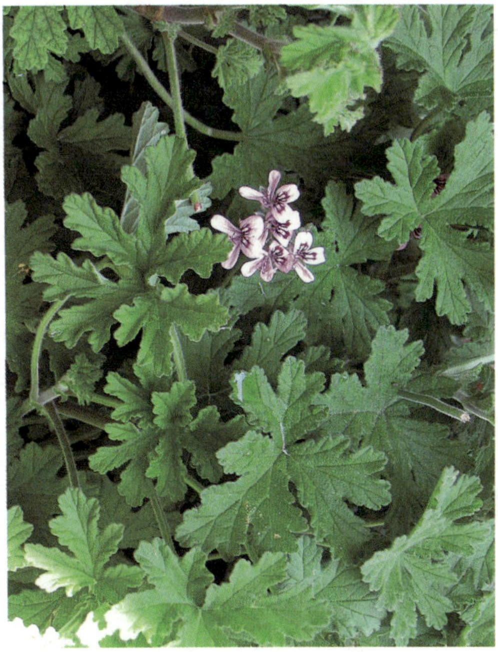

图 5-35　玫瑰天竺葵

九、蔷薇科植物精油

（一）蔷薇科植物及精油的共性

蔷薇科植物大多为落叶灌木，茎上多刺，复叶包括 3 ~ 9 枚小叶，夏天开花，有清新的芳香气味，秋天结出蔷薇果。传统上民间称玫瑰为“花中之后”，玫瑰可能是最早拿来蒸馏的植物，长久以来，玫瑰都被视为爱与纯洁的象征，常用来对抗沮丧、哀伤、妒忌、憎恨和消极的情感。玫瑰精油被称为“精油之后”，是极女性化的精油，能使女性对自我产生积极、正面的感受。它是优选的子宫补品，可调节月经周期，改善经前及更年期症候群等问题，促进多巴胺分泌，舒缓潜在的压力与紧张，改善性冷淡与性功能障碍。玫瑰精油适用于所有皮肤，特别是衰老、干燥、敏感的皮肤，能收缩微血管，紧实皮肤。

目前市面上出售的玫瑰精油以千叶玫瑰（摩洛哥玫瑰）精油或大马士革玫瑰精油为主，但两者在气味上和化学结构上有所不同，应视个人需求有所选择。

（二）常见蔷薇科植物精油的特性

大马士革玫瑰精油

（1）植物名称：大马士革玫瑰 Rose Damask。

（2）拉丁学名：Rosa damascena。

（3）植物科属：蔷薇科蔷薇属。

（4）萃取部位：花。

（5）萃取方法：蒸馏。

（6）气味：甜美、细致的花香。

（7）主要产地：保加利亚、土耳其。

（8）主要化学成分：属单萜醇类精油（牻牛儿醇、橙花醇、香茅醇）。

（9）其他化学成分：苯乙醇、醚、酯、氧化物、倍半萜醇、酚、萜烯化合物。

（10）对身体的作用：作为有名的调节女性内分泌的精油，有强神经、补生殖之气、调经、催情的作用；还可促进胆汁流动，解肝毒，具有散热、凉血，收敛止血的作用；对急、慢性支气管炎的气喘有平喘作用。

（11）对皮肤的作用：适合所有皮肤，特别是酒糟鼻、皱纹皮肤。

（12）对心理的作用：有安抚愤怒、焦躁和狂暴情绪的功效。

（13）注意事项：孕妇勿用。

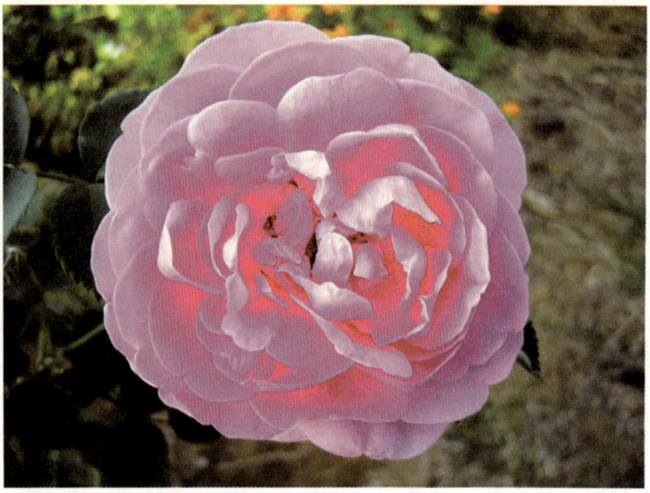

图 5-36　大马士革玫瑰

十、木樨科植物精油

（一）木樨科植物及精油的共性

木樨科代表植物为茉莉。茉莉是常绿植物，叶片有光泽，花白色，芳香，花期长。茉莉精油亦有许多品种，其中常见的有阿拉伯茉莉精油。

（二）常见木樨科植物精油的特性

阿拉伯茉莉精油

（1）植物名称：阿拉伯茉莉 Arabian Jasmine。

（2）拉丁学名：Jaminum　sambac。

（3）植物科属：木樨科茉莉属。

（4）萃取部位：花。

（5）萃取方法：溶剂。

（6）气味：甜美的花香，充满异国风情。

（7）主要产地：中国、印度。

（8）主要化学成分：属苯基酯类精油（邻氨基苯甲酸甲酯、苯甲醇、吲哚）。

（9）其他化学成分：倍半萜酮、酯、单萜醇等 170 种以上成分。

（10）对身体的作用：作为女性子宫的“补品”，可补强子宫与性机能、助产、通乳，亦有男性阳刚的一面，被称为“精油之王”，能增强男性性功能并改善某些男性问题（如前列腺肥大症），因此可以说茉莉精油是中和阴阳两极的精油。在呼吸系统方面，茉莉精油能调节并加强呼吸的深度，舒缓支气管的痉挛、减轻咳嗽。疲劳时使用茉莉精油，可放松神经和僵硬的四肢，有助眠的作用。

（11）对皮肤的作用：任何皮肤都适用，尤其是干燥、敏感的皮肤，有淡化妊娠纹与疤痕的作用。

（12）对心理的作用：安抚神经，温暖情绪，使人产生正能量与自信。

（13）注意事项：孕妇忌用；低剂量使用。

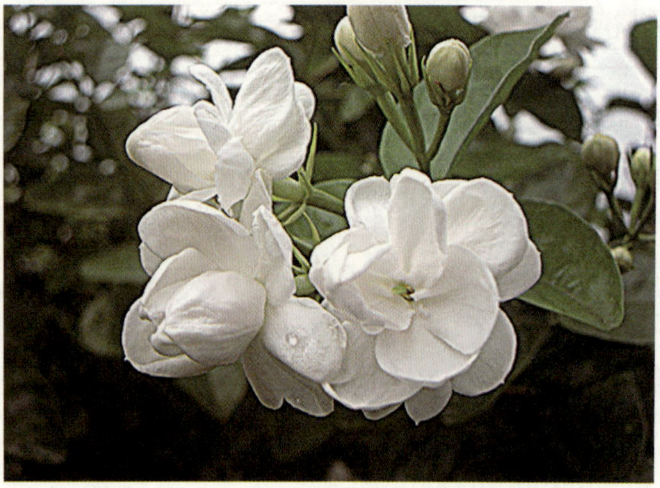

图 5-37 阿拉伯茉莉

十一、檀香科植物精油

（一）檀香科植物及精油的共性

檀香是一种古老、神秘的珍稀树种，在宗教领域里被誉为“神圣之树”，在历史上，由于它象征着权力和地位而被誉为“皇室之树”。檀香是常绿寄生树木，借由吸附在其他树种根部而汲取养分，因此生长缓慢，生长期长。品质优良的印度檀香精油已经越来越少，价格昂贵，由印度政府统管，而澳洲是目前檀香精油的主要输出地。

（二）常见檀香科植物精油的特性

檀香精油

（1）植物名称：檀香 Sandalwood。

（2）拉丁学名：Santalum album。

（3）植物科属：檀香科檀香属。

（4）萃取部位：木材。

（5）萃取方法：蒸馏。

（6）气味：木质感、细致而轻幽。

（7）主要产地：印度（麦索尔）、澳洲、印度尼西亚。

（8）主要化学成分：属倍半萜醇类精油（α－檀香醇、β－檀香醇、倍半萜醛）。

（9）其他化学成分：倍半萜烯。

（10）对身体的作用：有解除淋巴与静脉阻滞（如静脉曲张、痔疮、骨盆充血）的功效；对泌尿生殖系统（膀胱炎）有清血抗炎作用；有安抚神经的特性，对神经炎、坐骨神经痛、腰痛都有疗效；可强化心脏机能；能抗呼吸系统的感染，缓解支气管炎、喉咙痛、干咳等症状。

（11）对皮肤的作用：干性、老化、缺水的皮肤特别受益；皮肤部位发痒、发炎、微血管扩张、暗疮、感染的伤口等都可以用檀香精油处理。

（12）对心理的作用：放松效果绝佳，独特的安抚作用可以清心、宁神、排除杂念，带给人祥和、平静的感觉。

（13）注意事项：抑郁与情绪低落者慎用。

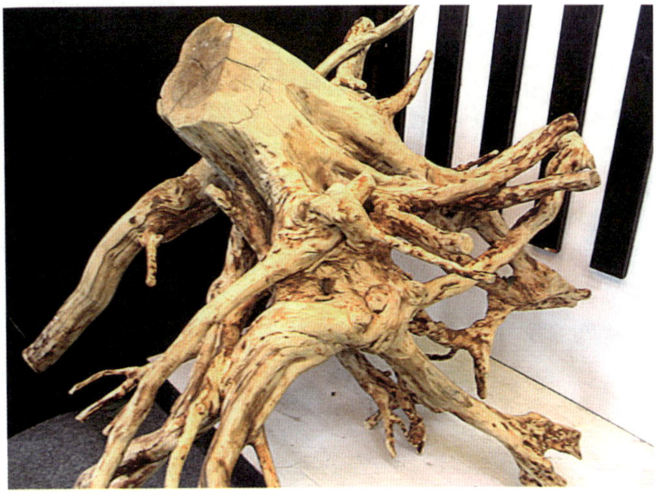

图 5-38　檀香

十二、胡椒科植物精油

（一）胡椒科植物及精油的共性

胡椒墨绿色的叶片、白色的花朵以及渐变色（绿—黄—红—黑）的果实，装点了这种似葡萄藤的爬墙灌木。胡椒精油萃取自黑胡椒而非白胡椒，因为黑胡椒香气完整、浓郁，精质含量高。

（二）常见胡椒科植物精油的特性

黑胡椒精油

（1）植物名称：黑胡椒 Black pepper。

（2）拉丁学名：Piper nigrum。

（3）植物科属：胡椒科胡椒属。

（4）萃取部位：果实。

（5）萃取方法：蒸馏。

（6）气味：辛香，略刺激。

（7）主要产地：印度、马达加斯加、斯里兰卡、新加坡。

（8）主要化学成分：属单萜烯类精油（松油萜、柠檬烯、水茴香萜）。

（9）其他化学成分：倍半萜烯、醚、含氮化合物。

（10）对身体的作用：作为较热性的精油，其温暖的特性对肌肉酸痛、疲累的四肢和肌肉僵硬很有帮助，同时也可紧实肌肉，扩张局部的血管，改善风湿性关节炎与四肢短暂麻痹的现象；能强化胃功能，增进肠胃平滑肌蠕动，促进食欲，驱除胀气、止吐；能促进血液循环，改善贫血状况；能消除脂肪堆积（帮助消化蛋白质），消退淤血；发烧时低剂量使用有镇痛、退烧的作用，可驱寒散邪。

（11）对皮肤的作用：消除皮肤上的淤青，改善伤口化脓、留疤的症状。

（12）对心理的作用：有强大的刺激作用，让精神传导非常活跃，激发创意，突破传统。

（13）注意事项：婴幼儿勿用。

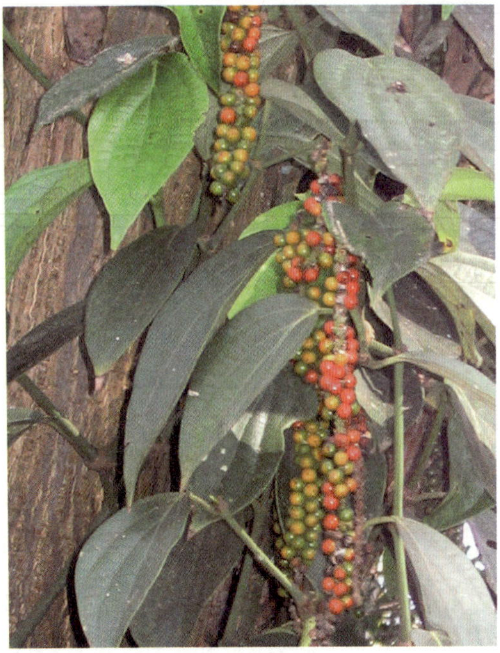

图 5-39 胡椒

十三、姜科植物精油

（一）姜科植物及精油的共性

姜科植物的共性是地下茎为肉质，其上则挺立着状似芦苇的垂直茎干，开白花，全株都有香气，但精华集中于地下茎与种子。姜科精油最主要的功能是在消化系统方面，包括能够健胃整肠，对胃寒、消化不良、胃口不佳、胀气等情况都有缓解的效果。季节变化时产生的消化系统问题、行血不良、风湿关节问题、慢性疲劳等都可运用姜科精油协助解决。

（二）常见姜科植物精油的特性

姜精油

（1）植物名称：姜 Ginger。

（2）拉丁学名：Zingiber officinalis。

（3）植物科属：姜科姜属。

（4）萃取部位：根部。

（5）萃取方法：蒸馏。

（6）气味：柠檬与胡椒混合的味道。

（7）主要产地：中国、非洲、西印度群岛、牙买加。

（8）主要化学成分：属倍半萜烯类精油（姜烯、没药烯等20种以上）。

（9）其他化学成分：单萜烯、醛、单萜酮、单萜醇、倍半萜醇。

（10）对身体的作用：可调节消化系统，促进胃液分泌、肠胃蠕动，如反胃、消化不良、胀气、腹泻可以配基础油按摩；晕机、晕船、晕车、妊娠反应，可直接吸闻。作为热性的精油，对体内湿气或体液过多，如感冒、多痰、流鼻涕等，有化痰、去黏液的作用；对风湿症、关节炎、僵直性脊椎炎、肌肉酸痛等有活血散瘀的作用；可调节女性因受寒而不规律的经期。

（11）对皮肤的作用：调理肤质，帮助皮肤消散淤血。

（12）对心理的作用：在感觉生活平淡、世界冰冷的时候，能温暖你的心。当身心疲倦时，能激励人心，接受成长的苦与乐，带来脚踏实地的感觉。

（13）注意事项：若是二氧化碳萃取的姜精油，对皮肤有刺激性，需低剂量使用。

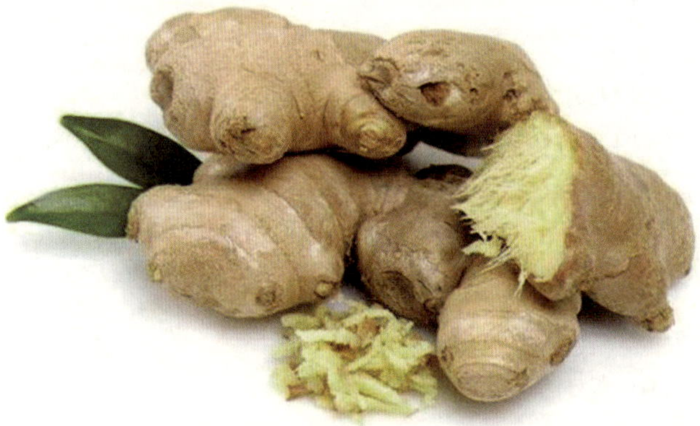

图5-40　姜

十四、伞形科植物精油

（一）伞形科植物及精油的共性

大部分伞形科植物都是无限伞形花序，也就是在同一根花轴及顶端会长出若干个像小雨伞一样的伞形花序，很好辨认。伞形科精油中的含氮化合物会使植物呈现一种动物化的气味，带来活跃与动能，并且促进代谢。伞形科植物不仅可以提升食物的美味，祛除异味，还能帮助消化。伞形科植物精油对消化系统功效显著，不仅利肝胆，还补肾助排毒，可加强蛋白质与脂肪的分解、消化，解决水分滞留或水肿的现象，是减肥配方中不可或缺的精油。

伞形科精油是所有科属中气味最不好闻的一群，味道很重，但可以加入其他精油，以平衡、改善其气味。因为排毒力强，也容易引起所谓的排毒好转反应。但不适宜长期使用，因为过度刺激代谢会给身体带来负担。

（二）常见伞形科植物精油的特性

甜茴香精油

（1）植物名称：甜茴香 Sweet Fennel。

（2）拉丁学名：Foeniculum vulgare。

（3）植物科属：伞形科茴香属。

（4）萃取部位：种子。

（5）萃取方法：蒸馏。

（6）气味：浓郁、香甜的香料味。

（7）主要产地：法国、意大利、地中海地区。

（8）主要化学成分：属醚类精油（顺式洋茴香脑、反式洋茴香脑、甲基醚蒌叶酚）。

（9）其他化学成分：单萜酮、氧化物、单萜烯、单萜醇、醛、香豆素。

（10）对身体的作用：有抗肌肉痉挛，使肌肉放松、并使痛觉暂失的作用，略带麻醉性；利胆，增进胆汁、消化液分泌，去胀气、健胃；有通经、助产、催乳的作用，可使经期规律；帮助排除淤积于关节的毒素，对痛风有显著效果。

（11）对皮肤的作用：对皮肤有很好的净化效果，有利于油性、晦暗和皱纹皮肤的修复；改善蜂窝组织炎；解蚊叮虫咬的毒素。

（12）对心理的作用：让人安定，是力量和勇气的象征。

（13）注意事项：孕妇、癫痫患者忌用；勿过量使用，否则会刺激皮肤并使人昏沉。

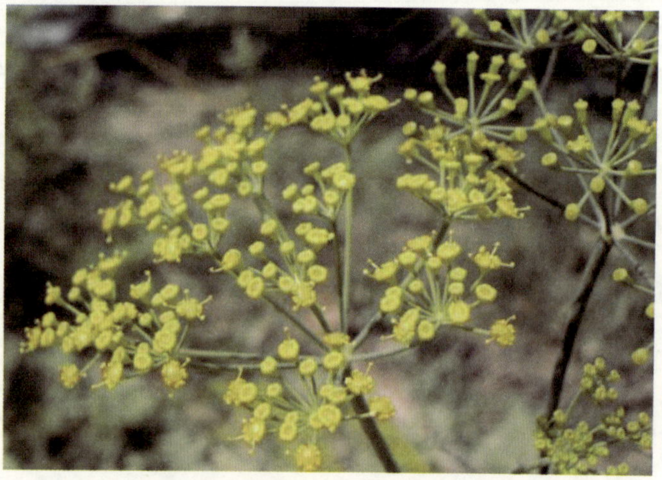

图 5-41　甜茴香

十五、禾本科植物精油

（一）禾本科植物及精油的共性

禾本科是植物界的大家族，与人类的关系最密切，人类的主要粮食来源都是禾本科，如玉米、稻米、高粱、小麦等。禾本科多为草本，叶片细长，茎秆上长出黄绿小花，花谢后结成穗状颖果，颖果内绝大部分空间留给了营养丰富的种子与胚芽。禾本科植物发芽率高，生长点多，可以快速分化分支，进入植物的生殖阶段，有超强的适应能力。

禾本科精油可促进循环，对血液与淋巴系统均有激励效果，对调理消化系统不适很有帮助。禾本科精油的香味强烈，与其他精油调和后，会变得缓和。

（二）常见禾本科植物精油的特性

柠檬香茅（柠檬草）精油

（1）植物名称：柠檬香茅（柠檬草）Lemongrass。

（2）拉丁学名：Cymbopogon flexuosus /citratus。

（3）植物科属：禾本科香茅属。

（4）萃取部位：全草。

（5）萃取方法：蒸馏。

（6）气味：柠檬加青草的清爽气息。

（7）主要产地：印度、尼泊尔、坦桑尼亚及一些非洲国家。

（8）主要化学成分：属醛类精油（柠檬醛、橙花醛、牻牛儿醛、金合欢醛）

（9）其他化学成分：单萜醇、倍半萜醇。

（10）对身体的作用：柠檬香茅精油可刺激副交感神经，促进腺体分泌以激励消化系统；柠檬香茅精油的杀菌力强劲，预防接触性传染疾病，抵抗呼吸道的感染（喉咙痛、咽喉炎、发烧）；对肌肉酸痛、消除乳酸、促进循环、减轻疼痛、浮肉、腿部软弱无力等都有很好的改善作用。

（11）对皮肤的作用：可平衡油脂，调理油性及粉刺皮肤，对毛孔粗大有效；对脚气及其他微菌感染亦十分有效。

（12）对心理的作用：振奋精神。

（13）注意事项：低剂量使用，否则会刺激皮肤。

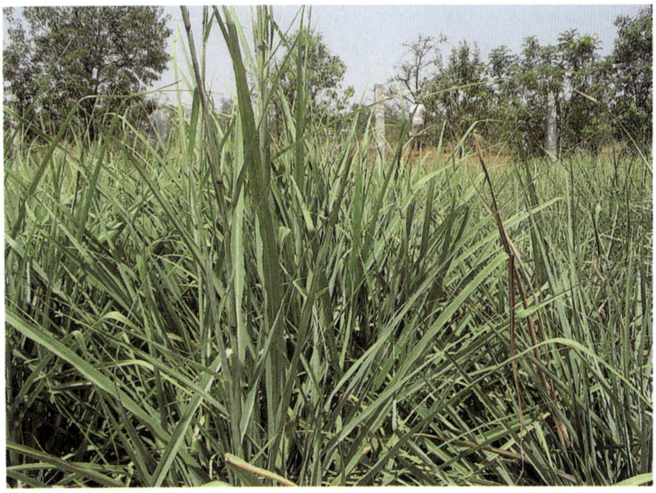

图 5-42　柠檬香茅（柠檬草）

十六、番荔枝科植物精油

（一）番荔枝科植物及精油的共性

番荔枝科植物是热带植物区系的主要科，主要生于气温较高而潮湿的林中。大部分为高大木本植物，木质部通常有香气。广布于世界热带和亚热带地区，尤以东半球为多。我国主要分布于浙江、江西、福建、台湾、湖南、广东、广西、云南、贵州和西藏。芳香植物有依兰 [Cananga odorata (Lamk.) Hook. f. et Tho-ms.]、鹰爪花 [Artabotrys hexapetalus (L. f.) Bhandari] 和爪馥木

[Fissistigma oldhamii (Hemsl.) Merr.]，本科植物的花可提取香精或芳香油。

番荔枝科精油对于神经系统的安抚及镇定效果显著，此外在平衡性荷尔蒙（激素）方面也具有很大的效果，因而经常被应用在子宫保养或胸部保养方面。

（二）常见番荔枝科植物精油的特性

依兰（香水树）精油

（1）植物名称：依兰（香水树）YlangYlang。

（2）拉丁学名：Cananga odorata。

（3）植物科属：番荔枝科香水树属。

（4）萃取部位：花。

（5）萃取方法：蒸馏。

（6）气味：浓郁的花香，具有异国风情的甜美气息。

（7）主要产地：马达加斯加、印度尼西亚、菲律宾。

（8）主要化学成分：属倍半萜烯类精油（α－合金欢烯、大根老鹳草烯）。

（9）其他化学成分：单萜烯、醛、单萜酮、单萜醇、倍半萜醇、酯、苯基酯、醚、酚。

（10）对身体的作用：可激励体内生成脑内啡与血清素，平衡神经，抗沮丧和抗忧郁；平衡荷尔蒙，滋补子宫，补强性机能、催情；可安定血压、平抚心悸、稳定急促的呼吸。

（11）对皮肤的作用：平衡皮脂分泌，适合油性及干性皮肤；补养毛发，使头发具有光泽。

（12）对心理的作用：提升自信心，肯定自我存在的价值。

（13）注意事项：低剂量使用，过量会导致头痛和反胃。

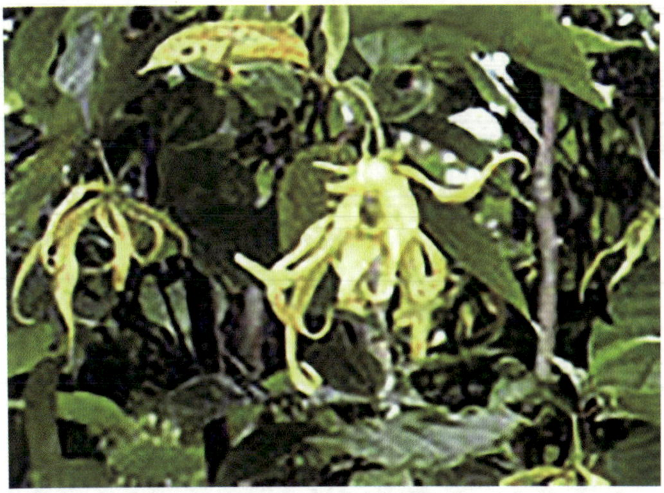

图 5-43　依兰（香水树）

十七、豆科植物精油

（一）豆科植物及精油的共性

豆科植物的特色就是有长形荚果，即为种子，相当饱满，是很好的植物油和蛋白质来源。经过萃取后，能带来轻盈的能量，气味甜美，是心轮的绝佳用油，有很强的疗愈性。

（二）常见豆科植物精油的特性

古巴香脂精油

（1）植物名称：古巴香脂 Copaiba balsam。

（2）拉丁学名：Copaifera officinalis。

（3）植物科属：豆科苏木亚科古巴属。

（4）萃取部位：树脂。

（5）萃取方法：蒸馏。

（6）气味：木质调、辛辣。

（7）主要产地：巴西。

（8）主要化学成分：倍半萜烯。

（9）其他化学成分：右旋大根香叶烯、α－律草烯、α－可巴烯、反式－α－佛手柑油烯。

（10）对身体的作用：作为强效的抗氧化剂，可保肝、增强免疫，用于自体免疫引起的健康问题；可维护心血管健康，安抚镇静，支持神经系统，支持呼吸系统，加速胃部食物排空，帮助消化。

（11）对皮肤的作用：让皮肤平滑、透亮、无瑕疵，亦可改善过敏肤质。

（12）对心理的作用：消除压力，提升注意力及想象创造力，在忙碌疲劳时，有助于恢复精神。

（13）注意事项：孕妇慎用。

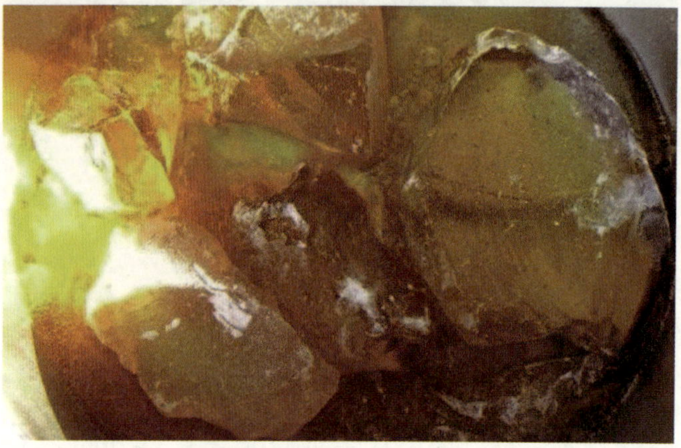

图 5-44　古巴香脂

十八、杜鹃花科植物精油

（一）杜鹃花科植物及精油的共性

杜鹃花科植物的品种很多，分布很广，此类精油具有很强的疗愈特性和止痛的能力。

（二）常见杜鹃花科植物精油的特性

冬青精油

（1）植物名称：冬青 Wintergreen。

（2）拉丁学名：*Gaultheria fragrantissima*。

（3）植物科属：杜鹃花科白珠树属。

（4）萃取部位：叶子。

（5）萃取方法：蒸汽蒸馏法。

（6）气味：泥土的、清新的、薄荷的气味。

（7）主要产地：尼泊尔、印度东北、中国西南、北美的高海拔地区。

（8）主要化学成分：甲基水杨酸（水杨酸甲酯）。

（9）其他化学成分：倍半萜烯、单萜烯、单萜烯醇。

（10）对身体的作用：止痛、抗炎症、抗痉挛，对于肌肉拉伤、关节疼痛、骨痛、骨刺、软骨损伤等能迅速、有效地舒缓；关节炎、风湿病患者可用于日常保养。

（11）对皮肤的作用：对冻伤、冻疮等有很好疗效。

（12）对心理的作用：可以打开和提升感知系统，使知觉能力变强。

（13）注意事项：孕妇及癫痫患者禁用。

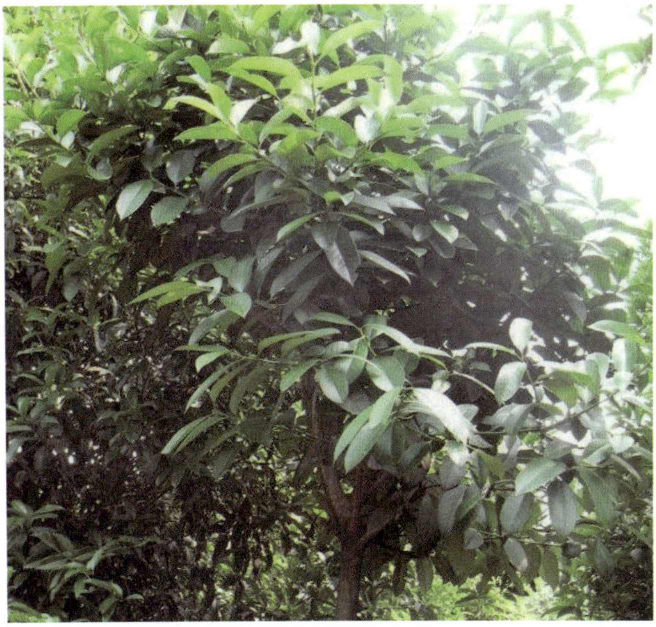

图 5-45　冬青

第十节　八种植物油简介

一、甜杏仁油 Almond Oil

（1）拉丁学名：Prunus amygdalis var. Dulcis。

（2）主要产区：地中海国家、黑海沿岸国家和美国加利福尼亚州。

（3）萃取部位：坚果。

（4）萃取方法：低温压榨。

（5）油相、气味：透明、淡黄色，有杏仁的香气。

（6）特性与使用方法：杏树遍植于地中海型气候区。甜杏仁开粉色花，苦杏仁开白色花，苦杏仁的花较甜杏仁的花大。它们的果实呈绿色，成熟后为黄色，有茸毛。甜杏仁的果仁可直接食用，萃油率较苦杏仁低，但苦杏仁中的成分在高温下会转变成剧毒氢氰酸。目前，市售 99% 的杏仁油都是用苦杏仁果榨取，如经去除氢氰酸则是安全的，但最好是选用冷压的甜杏仁油。

甜杏仁油是芳香疗法工作者必备用油之一，可内服，可外用，用于按摩时特别亲肤，可按 100% 的比例使用。

甜杏仁油具有柔润皮肤的作用，可预防老年斑，改善静脉曲张，改善瘙痒、红肿、干燥和发炎的皮肤，适合各种皮肤类型使用，可用于制作乳液、日霜、晚霜、手霜等各种身体护肤品。

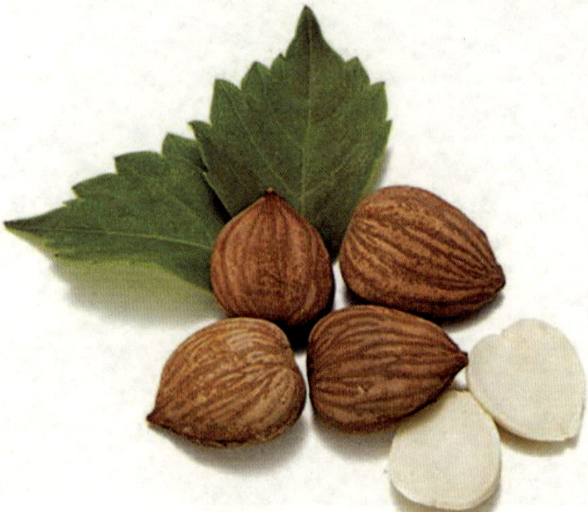

图 5-46　甜杏仁

二、葡萄籽油 Grape Seed Oil

（1）拉丁学名：Vitis vinifera。

（2）主要产区：法国、意大利、地中海国家、智利、澳大利亚。

（3）萃取部位：种子。

（4）萃取方法：高温压榨。

（5）油相、气味：透明、淡绿色，几乎没有香气。

（6）特性与使用方法：葡萄是流传最久的传统农作物之一，生产葡萄酒的国家大多分布于地中海内湾。葡萄籽中的油脂只有5%～20%，萃油量只有15%，非常低。

葡萄籽油清爽有延展性，有净化的作用，刺激性少，保湿效果高，可预防皮肤老化，适用于任何皮肤，可按100%比例使用。

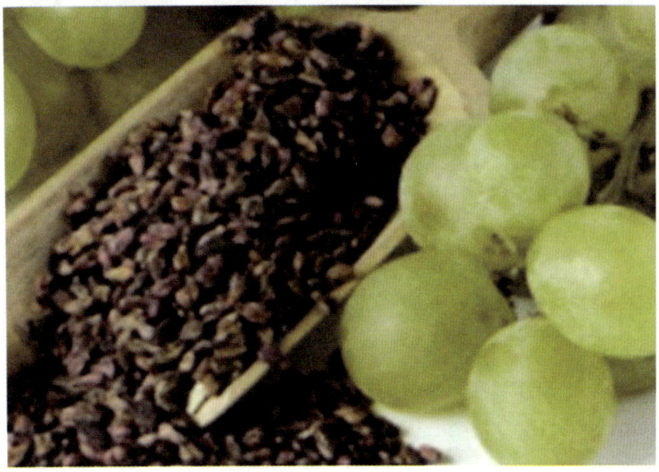

图5-47 葡萄籽

三、玫瑰果籽油 Rose Hip Seed Oil

（1）拉丁学名：Rosa rubiginosa。

（2）主要产区：南美洲、智利。

（3）萃取部位：种子。

（4）萃取方法：低温压榨。

（5）油相、气味：黄色（或橘色），有果肉味。

（6）特性与使用方法：玫瑰果是天然维生素C的最佳来源，口服冷压的玫瑰籽油可补强女性机能。

玫瑰果油对皮肤细胞的再生有很好的帮助，很适合用来按摩，光是甜美的气味就很怡人，而且只需要10%的剂量即可。

玫瑰果油具有促进组织细胞再生，处理各种疤痕，美白皮肤，延缓皮肤老化，加强保湿与滋润，淡化雀斑和黑斑等功效。但其油质较黏稠，建议油性面疱肌肤使用时要先稀释，剂量多容易长痘。

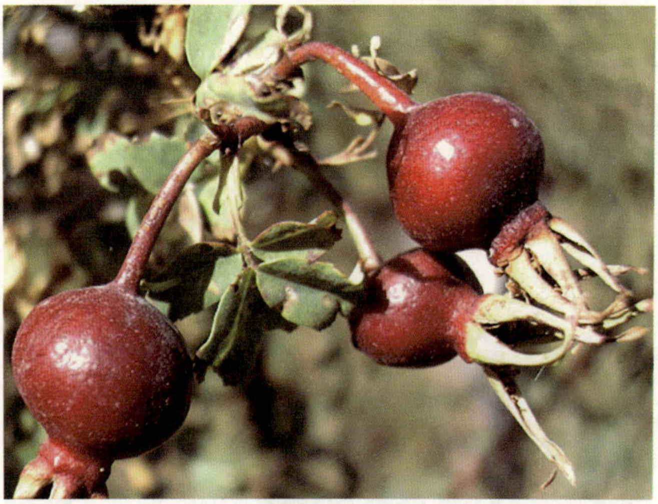

图 5-48 玫瑰果籽

四、芝麻油 Sesame Oil

（1）拉丁学名：Sesamum indicum。

（2）主要产区：中国、印度、巴基斯坦、希腊、南美洲。

（3）萃取部位：种子。

（4）萃取方法：低温压榨。

（5）油相、气味：浅黄色，有极微弱的芝麻味。

（6）特性与使用方法：芝麻在印度和中国很早就有大规模的栽种，是印度很重要的植物油，能“打开”细胞膜，帮助细胞排除毒素，就像芝麻开门一样，具有特殊的能量，所含非饱和脂肪酸的 Ω3 和 Ω9 的比例差不多，不容易变质。

有机冷压的植物油有强大的吸附力，让毛孔全部张开，是排毒的重要用油，不仅能强化肌肤结构的完整性，还具有清除自由基的作用。涂抹芝麻油可温暖身体，缓解冷虚性的腰痛和肩膀僵硬等症状。适合用于处理各种皮肤干癣、湿疹、风湿、关节炎等症状，建议按 20% 的比例使用。另外，芝麻油还是天然防晒剂，可过滤 30% 的紫外线。

但市售的所谓香油，并非有机冷压的芝麻油，是先炒过，又经高温榨取而来的，不适合排毒。

（7）注意事项：有神经性皮肤炎症者禁用。

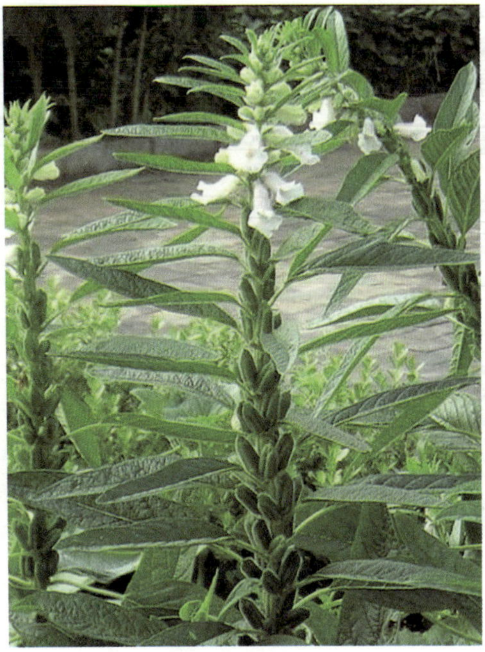

图 5-49　芝麻

五、橄榄油 Olive Oil

（1）拉丁学名：Olea europaea。

（2）主要产区：意大利、西班牙、地中海沿岸。

（3）萃取部位：果实。

（4）萃取方法：冷压榨。

（5）油相、气味：浅黄、浅绿，有水果香。

（6）特性与使用方法：橄榄树很能适应地中海型干燥气候，树形崎岖，一副饱受风霜的模样。花形美，香气淡。橄榄枝自古便是和平的象征。橄榄的果实虽然小，但是果实累累时非常壮观。传统萃取橄榄油是用石磨磨得的，油色呈黄绿色。

橄榄油的非饱和脂肪酸 Ω9 含量多，油质饱满，适合口服，可有效促进生命机能的绵延。处理压力问题时，以橄榄油加胡桃油口服，效果最好。

橄榄油功效滋润，可用于滋润干燥肌肤、预防皱纹，可抑制炎症、发痒和预防妊娠纹，还可用于滋养头发、头皮，护理敏感、皲裂皮肤。油体的质地较黏稠，按摩建议按 10% 的比例使用。

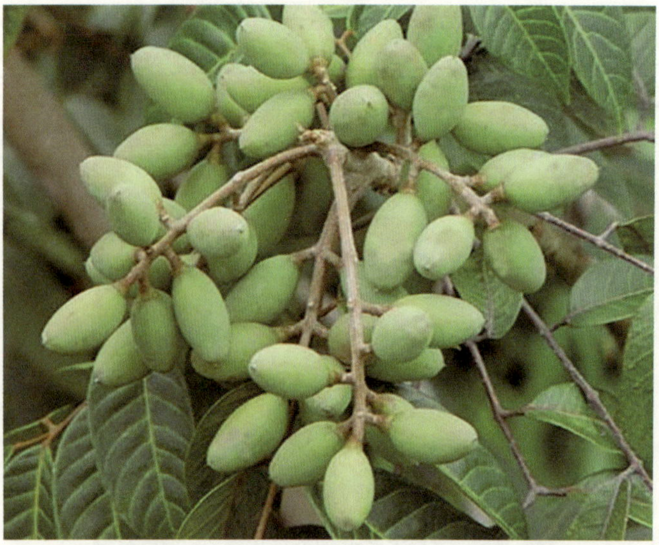

图 5-50　橄榄

六、荷荷巴油 Jojoba Oil（Wax）

（1）拉丁学名：Simmondsia chinensis。

（2）主要产区：美洲、澳大利亚。

（3）萃取部位：种子。

（4）萃取方法：低温压榨。

（5）油相、气味：浅黄，无明显气味。

（6）特性与使用方法：荷荷巴原产于墨西哥干燥的沙漠，是一种寿命绵长的常绿灌木，叶片肥厚，开黄色花朵。因为对沙漠环境有相当的适应能力，且具有很高的经济价值，所以，目前在以色列、美国加利福尼亚州、澳大利亚和中国四川省、内蒙古自治区都开始进行商业化的栽种。荷荷巴通常在种植五到六年后才会结果，主要成分是 50% 的液体蜡，还有一些萜烯醇分子，具有高度的抗氧化、耐高温的能力，是一种十分长寿的植物油，保存期限可达 20 年之久。

荷荷巴具有平衡皮脂分泌的能力，最适合制成各种皮肤、头发保养品。它内含抗炎物质，可作为抗风湿关节炎及湿疹的底油，也可以用于处理青春痘问题。荷荷巴油体非常具有滋润性，亲肤性强，是调制复方油的最佳首选。好的浸泡油多会选用荷荷巴作为底油。

（7）注意事项：在任何状况下，荷荷巴油都不适合口服。

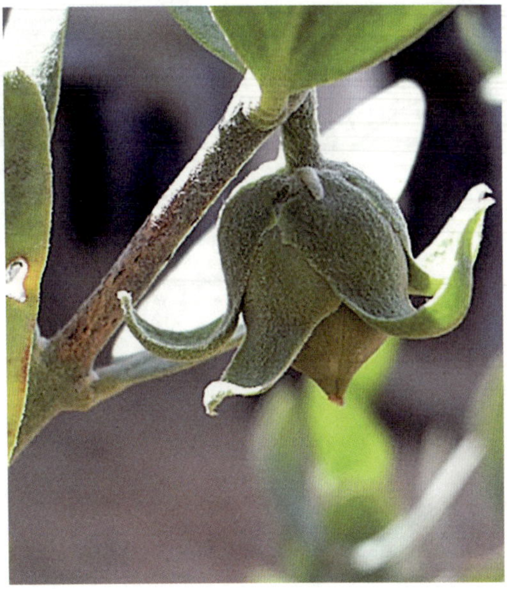

图 5-51　荷荷巴

七、椰子油 Coconut Oil

（1）拉丁学名：Cocos nucigera。

（2）主要产区：印度尼西亚、马来西亚、西印度群岛、巴西、墨西哥、非洲。

（3）萃取部位：坚果肉。

（4）萃取方法：低温压榨。

（5）油相、气味：透明、淡黄，有轻微的椰子香。

（6）特性与使用方法：纯椰子油在较低温时呈固态，椰子油是日化产品中使用最多的油品，椰子油的成分大多是饱和油脂，因而非常稳定，容易保存，不易变质。

椰子油富含短链饱和脂肪酸，极易由皮肤渗透，在净化毒素或去除重金属方面作用非常强大。椰子油十分适合与精油调和使用，它的特性是软化与滋润肌肤，并形成一层保护膜，对皮肤有良好的保护作用，可帮助干燥、受损的头发和肌肤修复，也可以添加在治疗皲裂皮肤或护唇的油中。椰子油非常润滑，延展性好，而且有帮助身体排毒的作用。

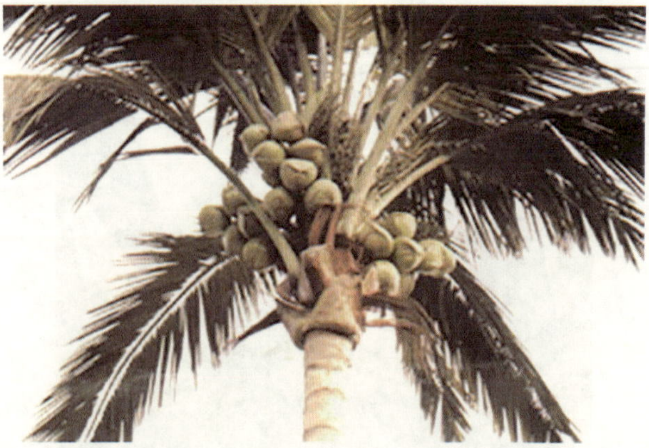

图 5-52 椰子

八、库奎果油

（1）拉丁学名：Aleurites triloba。

（2）主要产区：东帝汶、夏威夷、澳洲。

（3）萃取部位：果肉。

（4）萃取方法：低温压榨。

（5）油相、气味：淡黄，有清香的果核味道。

（6）特性与使用方法：库奎果油是渗透力很高的植物油、易被皮肤吸收，可涂于皮肤表面、使皮肤软化、舒缓晒斑和减轻刺激，手感清爽不油腻。

库奎果油含有亚油酸、α－亚麻酸和丰富的维生素，可治疗晒伤、烫伤、湿疹、皮肤皲裂等肌肤不良的状况，还可以保护皮肤和防止自由基肌肤细胞，使皮肤散发光彩。

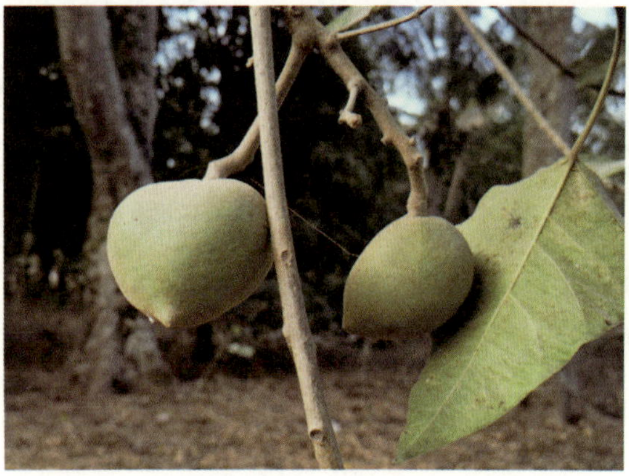

图 5-53 库奎果

第十一节　十种纯露简介

一、什么是纯露

纯露是在萃取精油过程中分离出来的一种饱和的带有植物香气与非脂溶性化学成分的液体。萃取的液体中，上层金黄油亮的是精油，下层较浑浊的水为纯露。纯露的特性虽然与精油接近，且有着近似的作用和功效，但是并不完全相同。

纯露的英文“Hydrosol”是一个化学名词，意指“水溶液”。来自于拉丁文，“hydro”是“水”，“sol”是溶液，纯露（hydrosol）的英文别称还有hydrolates、hydrolats。

纯露是在精油萃取的蒸汽或水蒸馏过程中产生的凝结水副产品，是拥有香气、味道及具有一定疗效的液体。

每一滴纯露都包含了整株植物的信息，就像全息图一般，其中含有水溶性成分、精油分子和植物采收时体内流动的汁液。这些统统都溶解在水里，让这“水”不只是水，还是疗愈“圣品”。

二、纯露的鉴别

要选择好的纯露，首先要先清楚纯露的定义：

第一，以酒精将微量精油稀释后再加入水中制成的“纯露”，并非是经由蒸馏程序获得的，其化学结构与真正纯露完全不同，充其量只能算“花水”。

第二，用界面活性剂加精油再加入水中充分摇匀，所得的也非真正纯露，而是“花香水”。

第三，取蒸馏精油过程中的最后一道蒸馏的蒸汽水，因其被反复用来蒸馏精油，原有的芳香分子及微量元素经过反复的高温失去了活性精华，已不是最好的纯露。只有第一道萃取的纯露才是最好的。

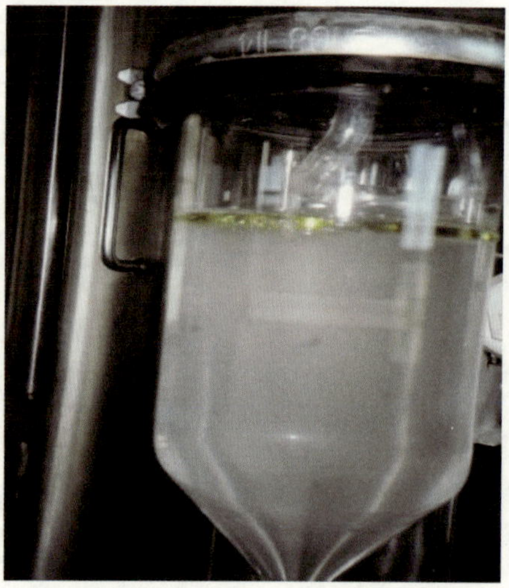

图 5-54　蒸馏精油的第一道萃取

第四，蒸馏精油过程中的第一道萃取，含有大量植物微量元素及少量精油成分，其中含有较多精油分子的纯露看起来会比较混浊（带有白浊色），有些纯露的味道，也不一定香美。

三、纯露的使用方法

和精油相比，纯露的性质非常温和，不会刺激皮肤（即使敏感皮肤或敏感体质者亦很安全），不需稀释就可直接使用，因而使用范围非常广泛。

（一）内服

1. 饮料

纯露天然纯净，有多种的香味和怡人的口感，在水中添加一点点纯露，调和到自己喜欢的口感，可以增加每日的摄水量。

2. 身体调整

选择适合调整身心状况的纯露，以治疗的剂量使用（一般成人的建议用量为 1 升水加 30 毫升的纯露整天饮用），可以达到理想的效果。

3. 漱口水

纯露和水按 1：4 的比例调和，可作为一般用漱口水，帮助保持口腔卫生和口气清新。若要治疗特殊的口腔或牙龈疾病（如口疮、溃疡、牙龈炎、喉咙痛或发炎等），可用纯露原液（20 毫升 / 次）进行含漱（1 分钟左右吐出，每日 2 ~ 3 次）。

4. 餐饮

很多纯露相当美味，可应用于日常餐饮中，增添更多的乐趣，如制作糕点、冰淇淋、各式饮料，如用纯露蒸饭，可有浓郁的饭香。

（二）外用

1. 保湿喷雾

任何时候，当皮肤受到干燥、潮湿、压力、烟熏、疲劳等影响时，都可用纯露喷雾令其舒缓，而且心情会变得舒畅、愉悦（注意：某些纯露含酚类不适合用于喷雾剂）。

2. 面膜

用纯露调和各种面膜粉做的面膜，加强了面膜粉的效果，也可使纯露中的有效成分作用于皮肤，让美容的效果更好。

3. 卸妆液

罗马洋甘菊、矢车菊和天竺葵依序是最有效的卸妆液，其使用方法和其他卸妆产品一样，即将纯露倒在化妆棉上，轻轻地擦拭。

4. 泡澡

纯露加入洗澡水中泡澡，不仅可改善水质，而且有药草浴的效果。

5. 湿敷

用适当的纯露浸湿化妆棉或面膜纸，敷在脸上十分钟。可以起到补充水分，滋养和改善脸部皮肤组织等作用。使用岩玫瑰、金缕梅和德国洋甘菊，敷于两颊和鼻子可改善酒糟、微血管破裂及发红的症状；使用迷迭香、鼠尾草、杜松或沉香醇百里香湿敷可治疗油性皮肤；加入一些欧薄荷、香蜂草或百里香百里酚还可治疗面疱和斑点；心情不好时，湿敷玫瑰天竺葵，会使你感到无比顺畅；养成一周一次的湿敷习惯，可轻松对抗冬天干燥的气候。

6. 洗眼剂

罗马洋甘菊、德国洋甘菊、矢车菊、绿香桃木是比其他眼药水更温和、有效的替代品。但是很重要的问题是，一定要确定你用在眼睛里的纯露是绝对新鲜、未受污染且不含防腐剂、酒精或其他稀释液的。假如不能确定，千万不要使用。

7. 冲洗剂

纯露天然的酸性本质使它们成为阴道灌洗或冲洗的好选择，有杀菌消炎、平衡阴道 pH 值的作用。

四、纯露的 pH 值

纯露是一种 pH 值偏酸性的产品，这是由于植物的酸性成分多属于水溶性的物质所致。纯露的 pH 值会经常变动，但它所含的是有机酸，通过代谢后，会转变成碱性物质。另外，纯露所含的有机酸除了具有消炎、杀菌的功效之外，还可消除肌肉疼痛等症状，所以在处理感冒问题上，纯露甚至比精油更有效。

在杀菌上，pH 值越低，只表示纯露的酸度越高，并不一定代表其杀菌力越强。纯露的 pH 值范围很广，从 2.9 ~ 6.5，但永远是偏酸性的数值。

五、纯露的包装与保存

（一）包装

纯露要保存在深色玻璃容器、塑料容器中，最好不保存在金属容器中，如铝制瓶。包装上的标签内容不应比精油简单，也应该有植物名称、拉丁学名、原产地、有机认证标志、萃取日期、制造商等标识。

（二）保存

纯露应储存在阴凉、干燥的地方，开启后的纯露要放在冰箱里；不要经常开启瓶盖吸闻，否则容易变质；使用时用小瓶分装，分装容器要消毒。

六、八种纯露的介绍

(一) 大马士革玫瑰露

(1) 植物名称：大马士革玫瑰 Rose。

(2) 植物拉丁学名：Rose damascena。

(3) 纯露 pH 值：4.1 ~ 4.4。

(4) 香气与口感：像一朵新鲜的玫瑰花，具有潮湿、清凉、浓馥的花香。

(5) 稳定性与保存期限：新鲜玫瑰花所制造的纯露十分稳定，保鲜期在两年或两年以上。而干花所制纯露的香气会在 10 ~ 12 个月开始变淡。

(6) 特性与使用方式：玫瑰纯露与精油、药草及自然疗法搭配使用，在调节内分泌系统方面（如经前症候群、经痛、情绪起伏不定等问题），有极佳的效果。

以口服的方式使用，可当做各年龄层的荷尔蒙平衡剂，科学家尝试用玫瑰纯露作为激素替代，帮助更年期后的女性。

玫瑰纯露是一种保湿剂，能增加并保持皮肤的水分，适合中性至干性、衰老、敏感、暗沉的肌肤，具有清凉及十分温和的收敛效果，可用于面膜、蒸脸以及湿敷。

用玫瑰纯露来泡澡，可以起到放松及恢复活力的作用，也可用做产后护理的坐浴或冲洗剂，以保持个人卫生。

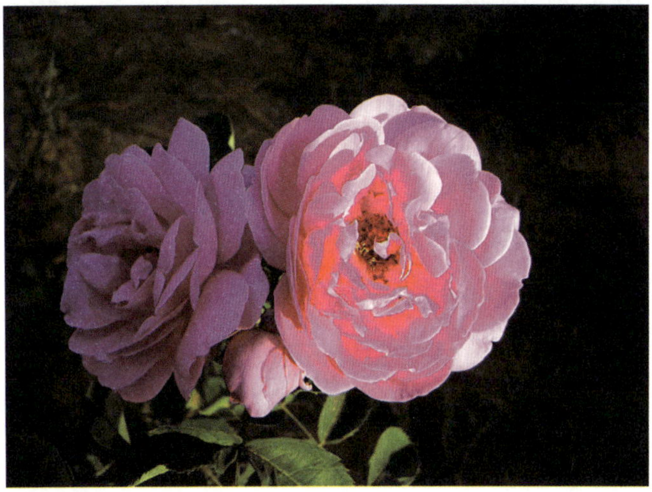

图 5-55　大马士革玫瑰

（二）橙花纯露

（1）植物名称：橙花 Neroli/Orange blossom。

（2）植物拉丁学名：Cierus aurantium var.amara。

（3）纯露 pH 值：3.8 ~ 4.5。

（4）香气与口感：品质优良的橙花纯露，其香味可与橙花精油媲美，带有高雅、清新、性感又华丽的花果香，是香味最复杂的纯露之一。橙花纯露的味道很香甜，在花果的浓郁香味中带着些许的草叶香。

（5）稳定性与保存期限：橙花纯露的稳定性非常高，能轻易地保存至两年以上。pH 值较低的橙花纯露，保存的时间比较久长。

（6）特性与使用方式：橙花纯露是主要的抗忧郁及镇静剂，对中枢神经有轻微的放松作用，但不至于催人入睡，在戒隐（戒毒、戒酒）期间，橙花纯露对于生理及情绪都有正面的支持作用；在缓解婴儿，甚至成人歇斯底里的症状，以及针对注意力不集中的多动症患儿都非常有效，可以透过体表涂抹或内服的方式使用。

橙花纯露是消化的辅助品，能刺激胆汁分泌并舒缓胃灼热与食道返流的现象，将纯露喷在腹部或涂抹在消化穴，能舒缓因压力造成的胀气。

橙花纯露具有抗痉挛、杀菌的作用，能作为冲洗剂清理白带和鹅口疮等，特别是与百里香或马郁兰和玫瑰纯露搭配使用时效果更显著。

橙花纯露有极佳的收敛效果，适合用来处理脆弱、敏感肤质以及油性皮肤，最好避免用在过分干燥的肌肤上，对于过分干燥的皮肤，可将橙花纯露加薰衣草、玫瑰或天竺葵等调和后使用，可按 1∶4 的比例兑水。不论是单独使用，还是搭配岩玫瑰纯露，都是极佳的肌肤调理水，能清洁肌肤，治疗粉刺。

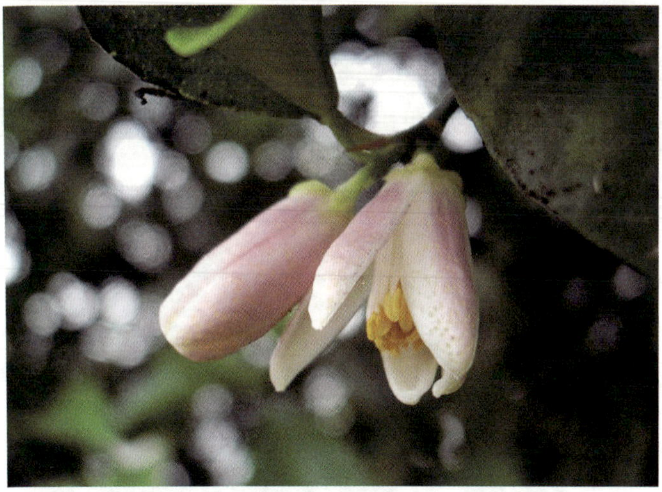

图 5-56　橙花

（三）罗马洋甘菊纯露

（1）植物名称：罗马洋甘菊 Roman Chamomile。

（2）植物拉丁学名：Chamaemelum nobile。

（3）纯露 pH 值：3.0 ~ 3.3。

（4）香气与口感：非常香甜，像蜂蜜般的味道。

（5）稳定性与保存期限：稳定性极佳，可以存放两年以上。

（6）特性与使用方式：罗马洋甘菊纯露和薰衣草纯露、香蜂草纯露一样，是功能最多的纯露之一。

罗马洋甘菊纯露是婴儿护理的第一选择，可以安心使用。经常在牙龈抹上稀释过的罗马洋甘菊纯露，可以减少发炎、肿胀、疼痛的现象，并能帮助舒缓伴随而来的暴躁脾气；尿布疹的红疹及疼痛可以用稀释后的罗马洋甘菊纯露舒缓，或是直接使用罗马洋甘菊纯露加熏衣草纯露，按 1：1 的比例湿敷在婴儿肌肤上。

罗马洋甘菊纯露对皮肤护理非常有效，能缓解红疹、敏感、粉刺、痱子及皮肤发红等症状。其偏酸的 pH 值使得收敛效果较强，对于非常干燥的肌肤切忌单独或长时间使用，可与熏衣草纯露或天竺葵纯露搭配使用，与橙花纯露一并使用，对粉刺及油性皮肤很有效。

罗马洋甘菊与德国洋甘菊、矢车菊、绿香桃木，并称“护眼四君子”，可经常用罗马洋甘菊或德国洋甘菊纯露湿敷并清洗眼睛，以治疗结膜炎。对长时间用电脑及一般性的眼球发红现象，可以常用罗马洋甘菊纯露来清洗眼睛。

罗马洋甘菊纯露的 pH 值酸性较强，很适合当做灌洗剂或坐浴剂，能缓解瘙痒及非传染性发炎的症状，处理男性一般日常生理卫生也十分有效。

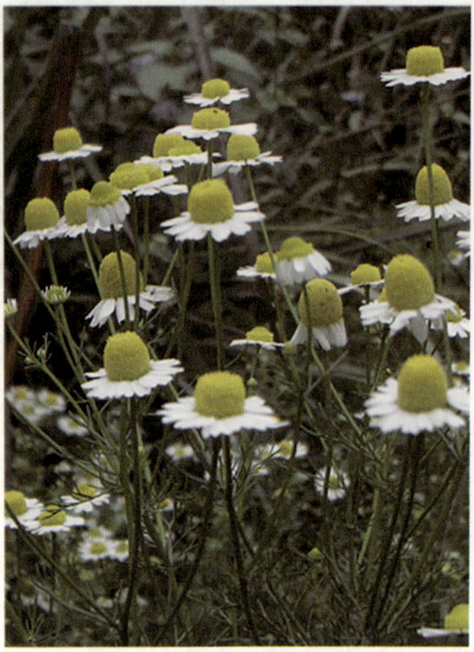

图 5-57　罗马洋甘菊

（四）真正薰衣草纯露

（1）植物名称：真正薰衣草 Lavender。

（2）植物拉丁学名：Lavandula angustifolia。

（3）纯露 pH 值：5.6 ～ 5.9。

（4）香气与口感：甜美的花香气息，前调带有浓浓的蜂蜜香，口感像是甜甜的肥皂，很像在吃干燥的熏衣草花。

（5）稳定性与保存期限：纯正的薰衣草纯露的稳定性很好，通常能保存两年以上，不同生长条件的薰衣草会有不同的保存期限。

（6）特性与使用方式：真正薰衣草纯露的 pH 值通常与最“平衡”的保养品的 pH 值十分接近，非常适合规律地使用在任何肤质上。将真正薰衣草纯露加入保养品时，并不会改变产品原有的效果，反而能增添宜人的香味和真正熏衣草本身清凉的疗愈功效。

真正薰衣草纯露是儿童最适合使用的纯露之一，用来泡澡或直接喷洒在床上，会带给孩子温暖的母爱感觉。真正薰衣草纯露非常适合加在儿童的洗澡水里使用，也可以调和罗马洋甘菊纯露，来防治宝宝的尿布疹问题。

真正薰衣草纯露作为家庭和公司的室内清静喷雾，对于身体、情绪与精神方面都有镇静、清凉的效果。喷洒在车内，可帮助行车期间镇静精神，使头脑清醒，喷洒在气候温暖的地方，可避免晒伤、热疹、中暑、蚊虫叮咬及皮肤发痒等现象。

真正薰衣草纯露与天竺葵纯露、玫瑰纯露或快乐鼠尾草纯露调和，可减轻小腹疼痛与经前症状，与薄荷纯露、鼠尾草纯露调和，可处理突发的燥热等情绪波动，对付突如其来的燥热时，可加一点点薄荷纯露与鼠尾草纯露，喷洒于全身。头痛、神经紧绷、感觉压力大的时候，可以用真正薰衣草纯露湿敷颈部、肩膀和头部。

真正薰衣草纯露对于受损、干燥的脆弱肌肤具有再生的效果，把它调进面膜里进行深层的清洁，可防止皮肤干燥的现象，将它当作卸妆液或面部喷雾使用，能抵抗过度干燥的空气对皮肤的伤害，在刮胡子或剃毛前后喷洒，可以减轻皮肤发红的反应。

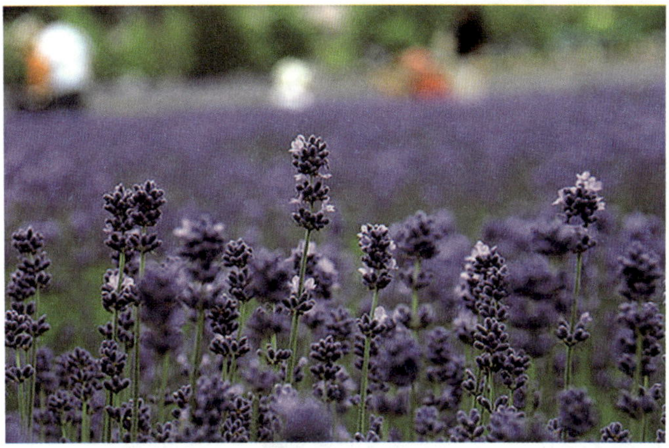

图 5-58　真正薰衣草

（五）香蜂草纯露

（1）植物名称：香蜂草 Lemon balm/Melissa。

（2）植物拉丁学名：Melissa officinalis。

（3）纯露 pH 值：4.8 ～ 5.0。

（4）香气与口感：香蜂草纯露的香味比精油带有更多的花香气息。稀释前，口感有点苦涩并带着柠檬的味道，稀释后的口感则变得较为柔和、甜美，十分好喝，适合作为日常饮料。

（5）稳定性与保存期限：香蜂草纯露不易腐坏或发霉，香味和口感能维持很长时间，稳定性高，可存放两年以上。

（6）特性与使用方式：香蜂草因为其气味具有镇静并使人愉悦、振奋的作用，所以主要被用于心脏与神经系统的协调，可用于缓解忧郁及焦虑等症状。

香蜂草纯露具有神奇的增强皮肤弹性的功能，能帮助皮肤恢复自然红润的神采，尤其适合油性、敏感性的肌肤，效果不亚于洋甘菊，有极佳的抗氧化和消炎的功效。另外，香蜂草纯露对头皮也有保养的功能，可帮助改善脱发。

香蜂草纯露中的醛类成分被认为具有显著抗病毒效果。患疱疹时，将未稀释的香蜂草纯露敷在患部（每天 6 ~ 10 次），同时内服半茶匙香蜂草纯露原液，最好是感觉疱疹快要出现时就进行内服，效果与使用香蜂草精油一样快。

香蜂草纯露还可以作为孕妇的身心系统调理剂，缓解妊娠呕吐、消化不良及水肿等症状。

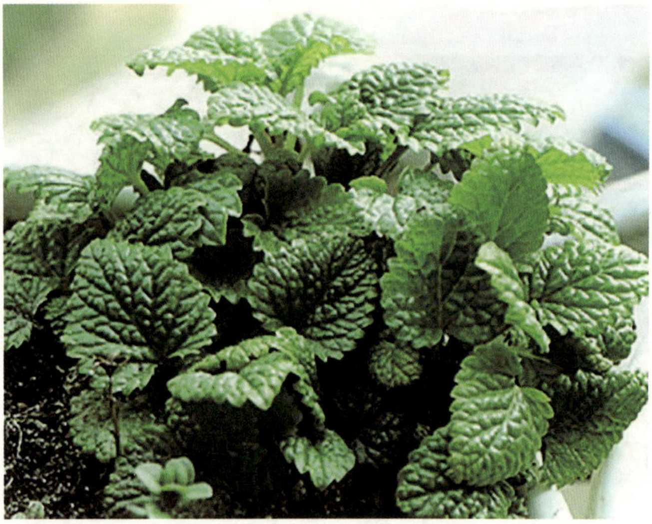

图 5-59　香蜂草

（六）尤加利

（1）植物名称：尤加利 Eucalyptus robusta smith。

（2）植物拉丁学名：Eucalyptus radiata。

（3）纯露 pH 值：4.1 ~ 4.3。

（4）香气与口感：香气略冲鼻、具有穿透力，口感清凉，略带冲鼻的樟脑味，微苦。

（5）稳定性与保存期限：较稳定，一般可保存 18 个月。

（6）特性与使用方式：尤加利纯露有强效杀菌性、抗病毒性，适用于油性皮肤，可减淡色斑，美白，消除暗疮，对粉刺、皮炎、螨虫等皮肤问题有较好的疗效。也可用于治疗感冒、鼻塞、咳嗽等，对流行病和传染病有绝佳的抵御和保护效果。

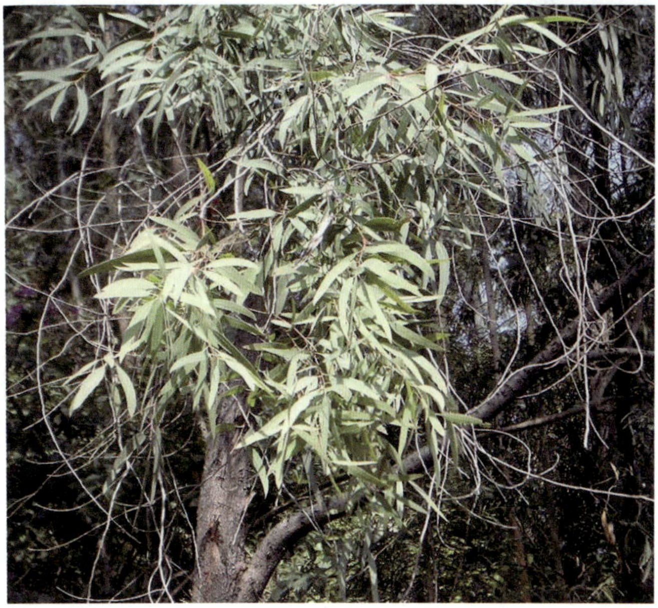

图 5-60 尤加利

（七）檀香

（1）植物名称：檀香 Sandalwood。

（2）植物拉丁学名：Santalum album。

（3）纯露 pH 值：5.9 ~ 6.0。

（4）香气与口感：香气偏中性，属木质调的原木清香，口感细腻、持久。

（5）稳定性与保存期限：纯正的檀香纯露稳定性很好，通常至少能保存两年。

（6）特性与使用方式：檀香纯露是疗效全面的纯露，也是对于皮肤保养最有帮助的纯露之一，适合老化、干燥及缺水的肌肤，其香气温润、醇和，能给人带来幸福、祥和的感觉。

檀香纯露可以用湿敷的方式处理湿疹、干癣、粉刺等。也可以在调和了大西洋露松纯露后制成精华露，改善油性皮肤。直接喷洒在空气中可给予人一些稳定的力量，扫除心中的负能量。

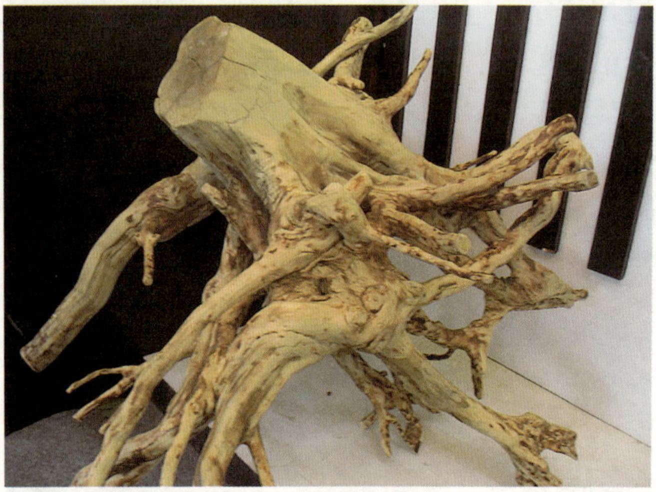

图 5-61　檀香

（八）茶树

（1）植物名称：互叶白千层 Melaleuca alternifolia。

（2）植物拉丁学名：Melaleuca alternifolia。

（3）纯露 pH 值：3.9 ~ 4.1。

（4）香气与口感：带有清甜略腥的木质香气，口感稍刺激呛鼻。

（5）稳定性与保存期限：茶树纯露的稳定性一般，可保存约 16 个月。

（6）特性与使用方式：茶树纯露有很强的杀菌、抗病毒作用，是处理感染问题的极佳选择。

茶树纯露多以外用为主，调和薄荷纯露可制成漱口水，用来进行口腔清洁保健。若调和迷迭香纯露，并加入几滴尤加利精油制成喷雾，可以改善鼻子过敏和鼻塞。也可以 5% 浓度稀释后用于私密处，处理泌尿生殖系统感染，如白色念珠菌感染的问题。也可将茶树纯露直接喷于鞋内或添加于热水中，用来泡脚，能够有效处理脚气。

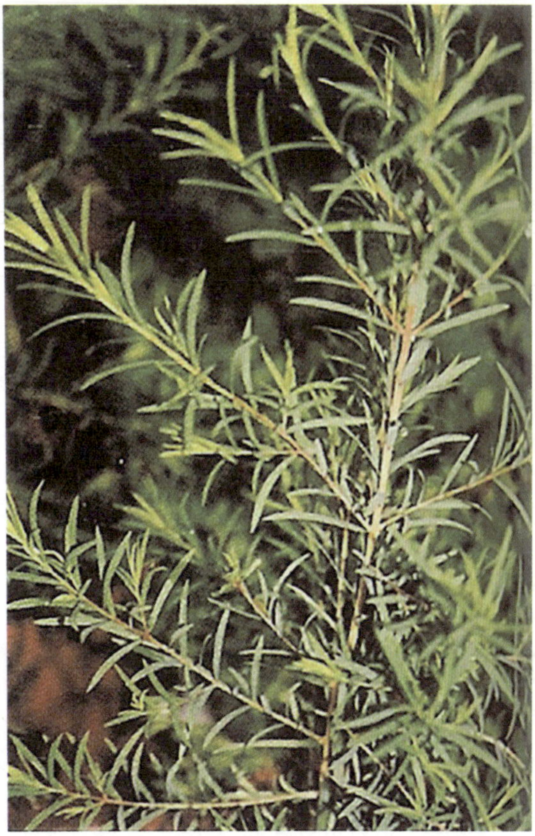

图 5-62　茶树

第六章　芳香水疗（SPA）

第一节　SPA 的概念与起源

一、SPA 的概念

SPA 是希腊语中 Solus（健康）Par（在）Agula（水中）的缩写，意思是“健康之水”（在我国称为“水疗”），是指人们利用水资源结合沐浴、香薰和按摩等促进新陈代谢，满足人体视觉（自然景观）、嗅觉（天然花草香）、听觉（疗效音乐）、味觉（健康饮食）、触觉（按摩呵护）和感觉（精神放松）的基本要求。简言之，SPA 就是集水疗、按摩、光疗、音乐疗法、芳香疗法、花草茶、SPA 餐、宁静素雅的环境、温馨周到的服务和精湛的专业技术于一体的医疗预防、保健的一种方法，也称另类疗法。

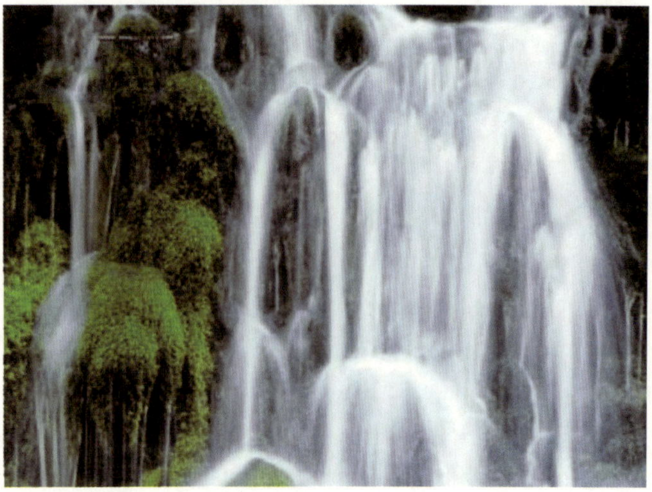

图 6-1　自然景观

从狭义上讲SPA就是水疗。形式各异的SPA包括冷水浴、热水浴、冷热水交替浴、海水浴、温泉浴、自来水浴，每种水浴都能在一定程度上，使人松弛紧张的肌肉和神经，排除体内毒素，预防和治疗疾病。美容界更是认为，水疗配合各种精油按摩，会加速脂肪的燃烧，具有瘦身的效果。

从广义上讲，从如下SPA的必备条件来看，就能明白什么是百分之百的SPA：宁静优雅的环境和齐全完好的设备；专业的美容师；独立的芳香疗法工作室；芳香疗法工作者、茶艺师、美发师；全身及局部瘦身减肥；身体护理疗程；芳香疗法；脸部护理；水疗浴；蒸气浴；修甲服务；运动场地；SPA餐厅；SPA茶艺；音乐疗法；光波疗法；泥疗；美发和形体设计师；提供顾客打包回家的保养产品；营养健身和心理咨询顾问。这些必备条件为顾客带来全方位轻松、有效的服务。

二、SPA的起源

起初，人类和动植物一样，仅是以洗涤身体污垢为目的来洗浴，后来逐步发展为康复治病、愉悦健身乃至经营获利等多种目的的洗浴文化。这一文化至今已有两千多年历史。

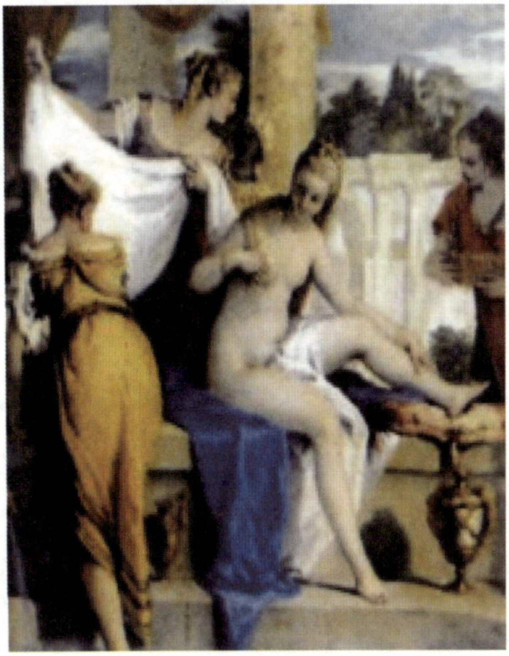

图6-2　温泉洗浴

最早的SPA源于15世纪，SPA的名字来源于靠近比利时列日市一个叫做Spau的小镇，那是一个含有丰富矿物质的温泉地区，当地的居民发现通过泡温泉能够治疗各种疾病与疼痛。由此，当地的温泉浴远近闻名。

镇上居民将温泉水称为SPA，是希腊语中solus（健康）par（在）agula（水中）的缩写，是健康之水的意思。

16、17世纪，许多人在热矿泉的附近开设浴场，并建成不同温度的水中浸泡池，一些医生开始在浴场中为病人治疗风湿、麻痹及受伤后遗症。

18世纪，SPA成为皇宫贵族休闲度假、强身健体的处所。

18世纪后，铁路的出现使SPA不再是上流社会的特权，普通民众也可领略到SPA的风情。

19世纪，随着旅游业发展，SPA传播到了欧洲、美洲及亚洲许多国家，走进了人们的日常生活，英国、法国、德国、意大利的一些医生开始倡导内外兼具的水疗观念。

20世纪，欧洲追求自然品位的“五感一松”疗法及休闲概念引起全球瞩目和喜爱，随着旅游业的兴起，一些欧洲国家在海滨或风景秀丽、气候宜人的地区，集旅游、温泉、诊所和公园于一体，推出旅游SPA，享誉全球。

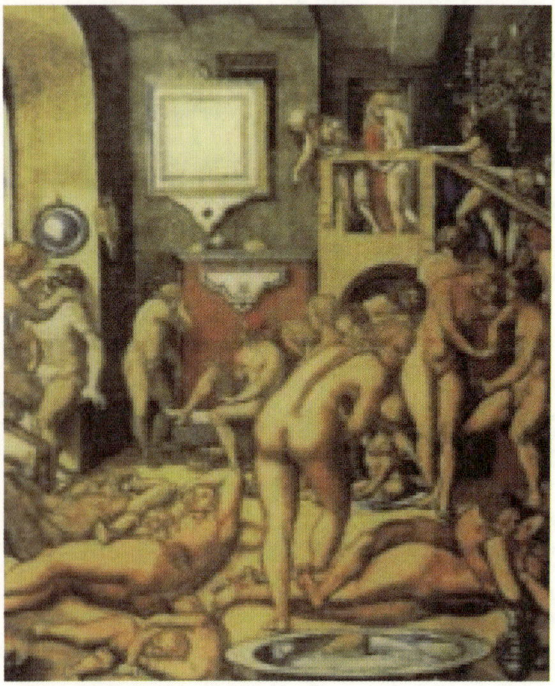

图6-3　18世纪的洗浴

21 世纪，SPA 除了养生治病，休闲减压之外，还担负起社交、旅游、亲水娱乐的功能和使命，有效地提供现代人最时尚、健康的休闲与社交环境，赋予人们健康、充实的人生。因此，目前乃至未来的 SPA 已不仅是单纯的健康之水，而且是一种“理念”、一个“场所”。

第二节　SPA 的分类

一、按业态分类

（一）休闲旅游（目的地）SPA

目前，美容 SPA 与度假 SPA 的差异不大，有时甚至两相混淆。主要的区别在规模大小、经营模式与服务项目。前者大多属于早期较传统、典型的 SPA，通常规模相对较小，小到只能容纳不到十名客人，但也有少数规模大的已与度假 SPA 相差无几。

目的地 SPA 的地点通常较偏远，并与当地特殊景观结合，其设备与服务项目完全以美容养生或特殊医疗康复、健身减肥为主，服务项目较具特色与专业性，周边设施则没有度假 SPA 那样完备，因此不以度假为主要经营目的。

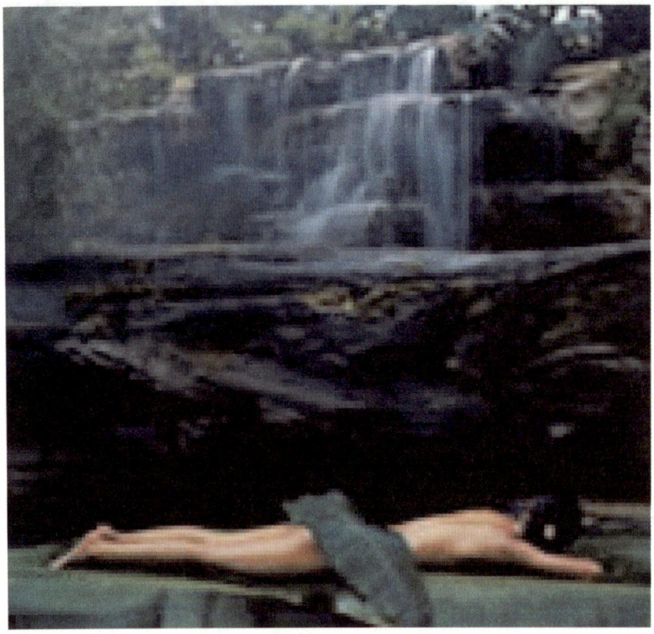

图 6-4　目的地 SPA

（二）度假或疗养 SPA

度假或疗养 SPA 的地点选择通常与当地特殊景观结合，融入各地人文资源或自然资源，不过，目前国内外有许多度假或疗养 SPA 采取连锁经营，也有少数酒店 SPA、度假 SPA、疗养 SPA 与海滨游乐浴场等组合成超级综合性度假中心，其性质与度假 SPA 大致相同，只是游乐的性质更高。

近年来，海外度假或疗养 SPA 之旅极受欢迎，尤以印度尼西亚巴厘岛的 SPA 之旅及泰国的 SPA 之旅最受瞩目，这些酒店 SPA 中的装修艺术几乎与自然景观合二为一，在专业人员给予舒缓身体的同时，结合情境和冥想，可称得上是最令人们感受放松、充分减压的休闲方式。

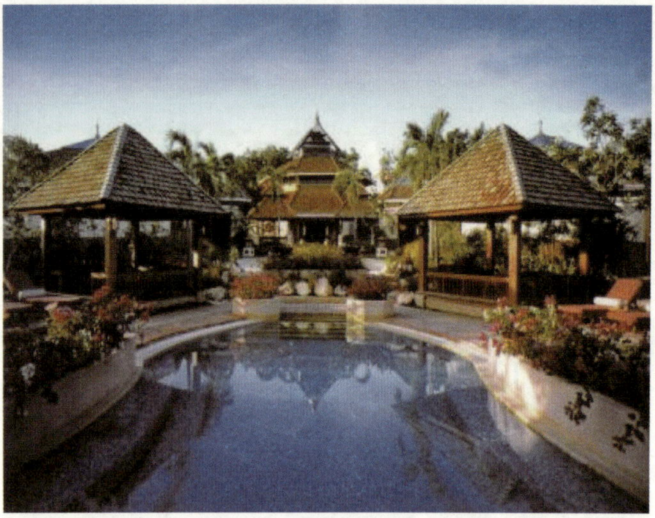

图 6-5　度假 SPA

（三）城市 SPA 或美容美体 SPA

城市 SPA，顾名思义，主要位于都会区，专为繁忙的现代人而开设的一种小型、精致、方便造访的 SPA。强调的是根据宾客的个人差异，规划完整的保养疗程和服务内容，主要包括美容、美体、减肥养生等项目，让都会人士在忙碌、紧张之余，能够真正达到身心放松、通体减压的功效。

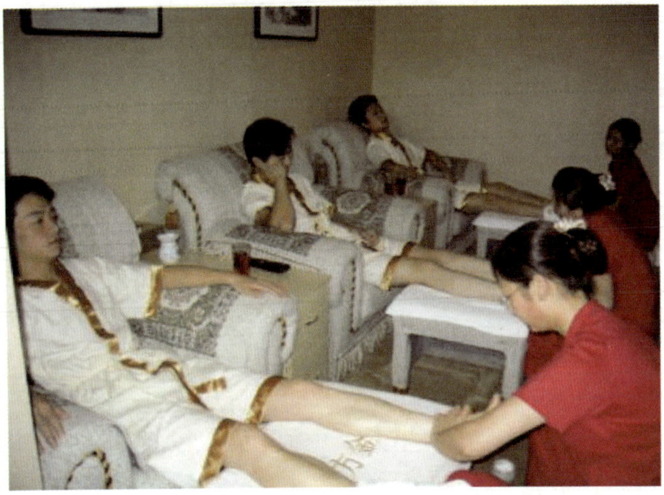

图 6-6 城市 SPA

（四）家庭 SPA 或自助式 SPA

家庭 SPA 主要指居家，用简易设施以自助的方式来享受 SPA 之乐，内容包括自制或购买的产品、食谱、家庭式小型 SPA 器材与设备、养生运动等。

二、按自然环境和设施分类

此类 SPA 是利用自然条件（或稍加改造）或设施，加上温馨周到的服务、娴熟的专业技术和专业顾问，来满足人们对 SPA 的真实享受。

第一，利用自然景观和现有资源的名胜式 SPA，如海浴池、山泉池。

第二，饭店和度假村所提供的 SPA 设施和服务。

第三，都市里的美容 SPA，注重专业级保养与按摩。

第四，家庭 SPA 或自助 SPA。

三、按顾客要求和目的分类

第一，美容美体型：以美容美体为主，城市中的美容院中均可开展。

第二，休闲减压型：以休闲为主，保健按摩院、宾馆饭店和洗浴中心可开展。

第三，健身排毒型：以保健为主，保健按摩院、所，康复疗养院可以开展。

第四，健美瘦身型：以健美塑身为主，如健美中心、美容院、保健按摩院所、SPA 馆等不同的类型有不同的操作程序。

第三节 SPA 的作用

水是生命之源，一切动植物和人类都离不开水，植物需要阳光雨露，人的胚胎发育是在羊水中完成的。成人体内水分占体重的 60%，平均每天至少需补充 1500ml ~ 3000ml 水，才能维持生命的正常活动。

所谓水疗，顾名思义，是以水的物理特性结合周边环境及设施，融入温泉医学及运动生理学，配合适当的运动、正确的洗浴，作为身体健康基础的一种保养，是 SPA 疗程中非常重要的条件。

一、SPA 对生理的作用

通过水疗创造健康，首先应知道水疗的功能，即水疗可加速血液循环、利尿、消除水肿，减轻关节的负担、增加身体的新陈代谢。

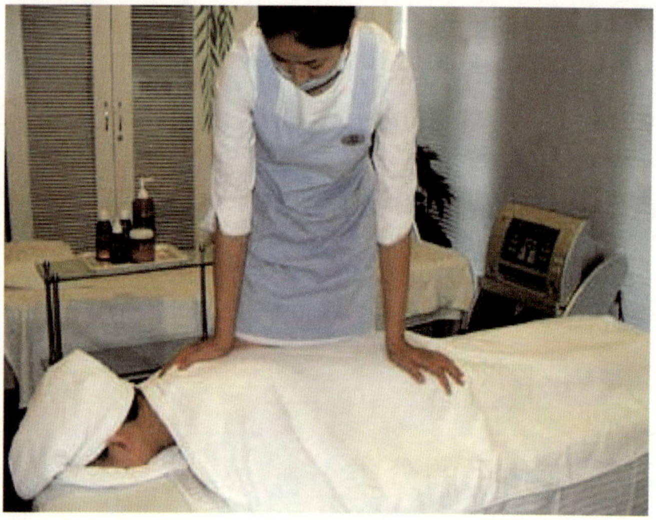

图 6-7 水疗前的放松

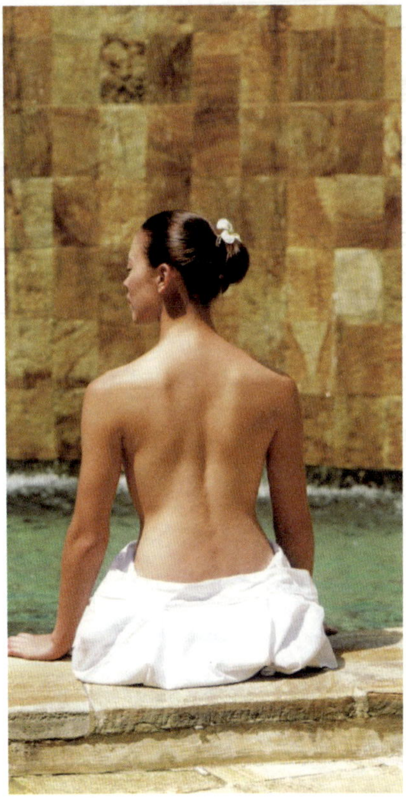

图 6-8 水疗

（一）对血管与循环系统的作用

当人体沉浸在水中时，在血液由四肢与腹腔回溯入心脏的过程中，可大幅度降低系统性的血管阻抗，从而增强机体组织的血液循环，特别是骨骼肌的血液循环量可增加数倍。

（二）对软组织与淋巴系统的作用

软组织受到水的压力后，促使淋巴进入血循环，从而加速毒素排出，增强机体抵抗力。水中压力可一定程度地改变血液容量与压力，能增强肾小球过滤功能，可利尿、改善或消除水肿。

（三）对关节的作用

水的浮力是向上的，可减轻（或抵消平衡）关节因地心引力向下所产生的压缩负荷。

（四）热能转移作用

水能保持热量与转移热量。当人体浸泡于水中时，热量变成一个动态系统，水温如果超过体温，热量就会暖化身体。反之，身体则会释放热量，变成较低温度，身体的温度调节机制启动，重新达到新的系统平衡。适当地应用这种热能转移，则不论冷还是热，都能有效增进新陈代谢。

利用动态的流体力学刺激人体的反射区（与体内器官产生互动），或以静态、动态的水物理作用安抚人体的生理、心理状态。

二、SPA 对心理的作用

现代人感受的各种压力（包括生活、工作方面的压力），往往容易令人感到沮丧、无助，进而在体内产生循环、呼吸、消化与皮肤等生理方面的反应，长此以往就会引发某些疾病。

SPA 通过水疗、音乐、光线、味道、冥想、静坐、触摸、情境等媒介，提供一系列完整的抗压循环治疗，可使精神和身体放松、改善睡眠和体能、提高工作效率。

总而言之，SPA 提供的养生方式之所以让人觉得有明显抗压的功效，是在于它能加速体内血液循环，使精、气、神提升，能量摄取充足，故能有效帮助现代人改善代谢差、肌肉紧张的症状，并能帮助血液排除毒素，同时带入更多的新鲜氧气与养分。如此一来，各种不适便迎刃而解，心理、生理状况就能时刻保持在最佳状态，人体亚健康状态自然就会得到改善。

第四节　SPA 的管理

SPA 的环境应安静、舒适，有氛围轻松的休息区、天籁般的音乐、优质的硬件设备、弥漫着芳香的各种浴疗室（水疗按摩池、蒸汽浴室、光波浴房、泡浴室），以及亲切的芳香疗法工作者。只有具备这些必要条件，才能使倦容满面的宾客在经过 SPA 浴疗后容光焕发。要想达到上述要求，应考虑以下几个方面：

一、SPA 硬件管理

（一）SPA 环境选择因素

环境是人类生存的基本条件，风景优美、气候宜人的环境总能给人以最佳享受，因此 SPA 环境的选择应从以下几点考虑：

第一，风景秀丽的旅游胜地。

第二，独具风格的海边城市。

第三，经济发达的都市，附近具有温泉和丰富的水资源。

第四，高档的宾馆、饭店、俱乐部、芳香馆、度假村。

第五，设施完美，幽雅、宁静、舒适的环境。

（二）SPA 的主要设备

1. 水疗部分

淋浴器、温泉或人工温泉、瀑布或人工瀑布、冲浪浴缸、沐浴桶、音疗设备、光疗设备。

2. 美容美体部分

（1）美体雕塑仪：美体雕塑仪具有瘦身、瘦脸的作用。

（2）能量（瘦身）共振仪：能量（瘦身）共振仪具有瘦身燃脂、塑身健胸、淋巴排毒、除皱回春、脸部轮廓修饰五大功能。

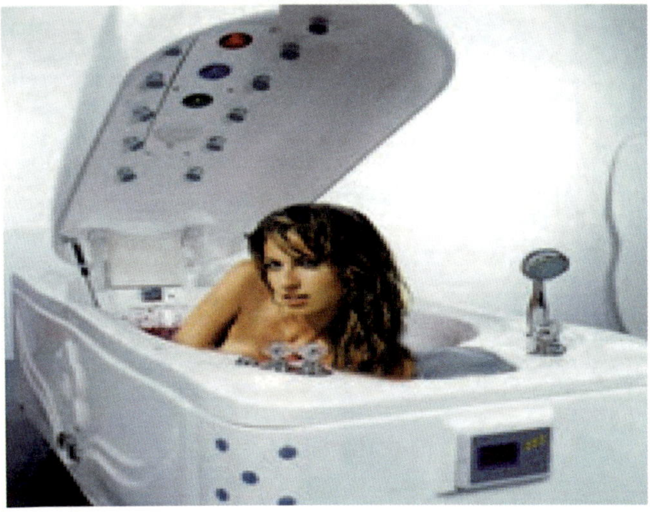

图 6-9　太空舱

（3）海藻敷体仪：海藻敷体仪具有排毒、美白、瘦身、促进血液循环、消除浮肿五大功能。

（4）太空舱：太空舱具有排汗、解毒，促进血液循环，放松、舒缓及缓解肌肉酸痛，促进健康，燃烧热量，洁净肌肤，美化肤色等功能。

（5）红外线美体仪：红外线美体仪可透过皮肤表面，直达肌肉及皮下组织，产生热效应，促进血液循环，有效的活化组织，提高代谢功能。

3. 芳香疗法部分

熏蒸炉、熏蒸皿、蒸汽房、雾化器等。

4. 音乐疗法部分

音响设备，电视，VCD 机，光盘等。

5. 精油按摩部分

按摩床、按摩单、按摩浴缸、按摩步道。

（三）SPA 产品

目前 SPA 常用产品分为洗浴类、精油类和护肤类三类。

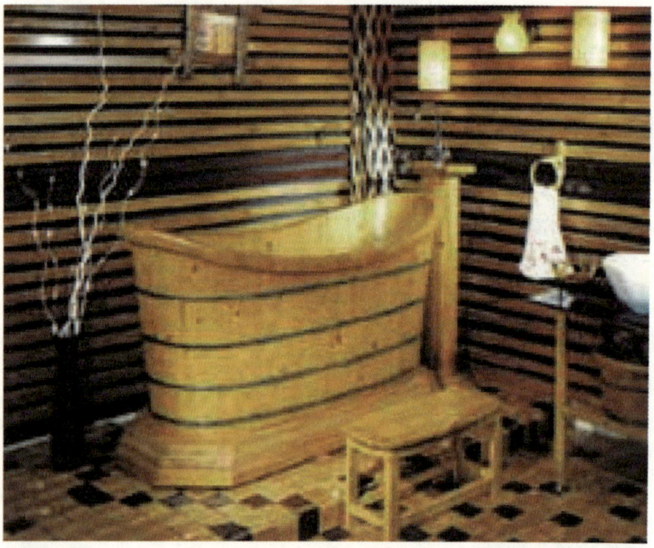

图 6-10 SPA 洗浴室

1. 洗浴类产品

洗浴类产品有中药、珍珠泥、海藻泥、水晶泥、海盐、牛奶、牛奶盐、各种花、草、木。

2. 精油类产品

精油类产品有泡浴类精油，如玫瑰、茉莉、柠檬、薰衣草等精油；蒸汽吸入类精油，如薰衣草、檀香、玫瑰、迷迭香、茶树等精油；按摩精油，如柠檬、薄荷、百里香、茉莉、玫瑰、薰衣草、檀香、杏仁油、葡萄籽油等精油。

3. 美容护肤类产品

美容护肤类产品有养颜、美容去痘的各种磨砂膏、润肤水（乳）等。

二、SPA 软件管理

（一）服务

百分之百的 SPA 除了美丽优雅的环境，齐全优质的设备和产品外，服务优劣是 SPA 疗程中最关键的环节。服务质量的好坏直接影响 SPA 的疗效，热情周到，微笑温馨的服务，总会给人以欣慰、愉悦和满足。服务优质与否，主要取决于 SPA 的管理人员和服务生的文化水平和专业素养。

SPA 的管理人员不仅要具备 SPA 疗程中各项专业素养，还应具备良好的

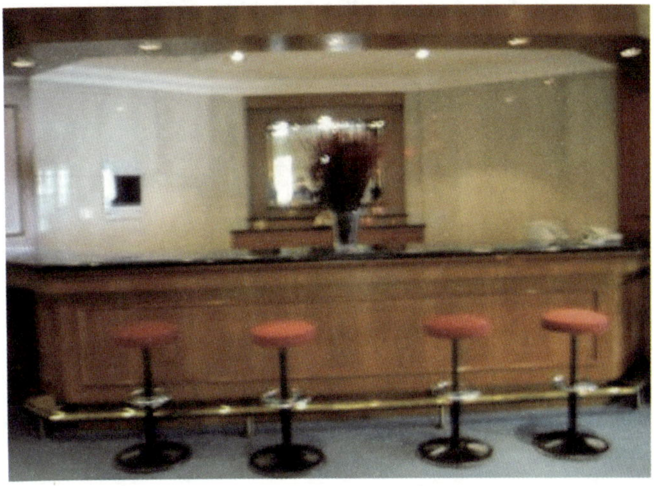

图 6-11　服务台

气质。只有气质而没有专业素养，就无法对 SPA 全疗程进行指导和管理；只有专业素养而没有气质，就难以在群众中树立起权威性，更难获得群众的信任和敬重。

SPA 的每一个疗程和服务环节都要靠芳香疗法工作者来完成，每一位芳香疗法工作者除了必须掌握娴熟的专业技能（包括：水疗、音疗、光疗、芳香疗法、茶艺、SPA 餐、按摩等）外，还应该不断加强职业道德、礼仪和社会常识的修养，使自己不仅成为一名真正的 SPA 芳香疗法工作者，还成为一名心理咨询师。这样才能达到百分之百的 SPA 的理念，才能满足现代人的个性化需求。

（二）音乐

大自然的旋律最美好，如风声、雨声、鸟叫声、虫鸣声、潺潺的流水声都是 SPA 的听觉享受。在城市或家庭 SPA 中可以模仿设置大自然的声音，也可根据宾客的喜爱，选播最佳音乐，如舒缓减压用轻音乐，休闲养生用流行性音乐或古典音乐，使其精神放松，让其身、心、灵轻松愉悦。

（三）技术

专业技术是 SPA 服务的核心。SPA 专业技术包括管理艺术和专业技能。管理艺术包括职业道德、规章制度的制定、运用，对国家有关法律法规的贯彻实施，人、财、物的合理使用及社会关系的协调等。一个好的管理人员不仅要有现代管理意识和知识，还要有高雅的管理者气质，更要有较强的专业技能，只有这样，才能真正担负起一个部门或一个企业的管理职责。

第五节　SPA 的疗程

SPA 原本是皇宫贵族的豪华享受，今天已走出王宫，被社会所接受。由于其环境、设备、技术、服务、组织与管理等方面要求都很高，因此，SPA 的疗程必将能满足现代人的人性化需求。当然，其消费水平也会有所不同，一般从数百元到数千元一次不等。SPA 的全部疗程主要包括咨询、水疗、音乐疗法、芳香疗法和精油按摩等。

一、芳香泡浴的操作准备

（一）泡浴用品的准备

调配好的水疗精油、沐浴乳、洗发乳、去角质霜、润肤乳液等。

（二）辅助用品的准备

浴擦或沐浴海绵、沐浴手套、毛巾、浴巾、浴袍等。

（三）其他准备

香薰灯、香薰蜡烛、香薰精油、鲜花瓣（玫瑰花瓣或小雏菊等）、舒缓的音乐、柔和的灯光等。

（四）芳香疗法工作者的准备

第一，泡浴前请顾客喝一杯温开水，加速身体的新陈代谢。

第二，帮顾客做好脸部的卸妆、清洁。

第三，帮顾客面部涂少量护肤品。

（五）顾客准备

淋浴净身。

二、芳香泡浴的操作步骤

第一，询问顾客对水温的喜好和要求。

第二，在清洁后的木桶或浴缸内放入 40℃～ 42℃左右的洗澡水，并调试水温，水放至木桶或浴缸的 7 ～ 8 分满。

第三，在浴水中滴入水疗浴油 8 ～ 10 滴或单方精油（可选择 1 ～ 3 种，总量在 8 ～ 10 滴，也可以用牛奶稀释后再滴入水中），撒入鲜花瓣。浸泡前先将精油搅匀，使用精油沐浴以中温浴为原则，因为过高的水温会使精油挥发太快且易使人疲劳。

第四，用手掌以水平姿势打散精油，使精油均匀地分散在水面上，再请顾客入浴。

第五，选择具有放松、舒缓作用的音乐，并根据顾客需要调节音量。

第六，全身放松浸泡 10 ～ 15 分钟。泡浴的时间根据个人的身体状况而定，如有必要，也可反复入浴，即先浸泡 3 ～ 5 分钟后起来稍微休息一下，然后再继续入浴，反复入浴 2 ～ 3 次，让身体保持在最好的代谢状态。

第七，需做其他护理的，如身体去角质、精油按摩、身体裹敷等，及时加以引导。

第八，护理结束，引导顾客淋浴。

第九，请顾客喝一杯温开水或花果茶，以补充水分，加速身体的新陈代谢。

第十，整理并清洁、消毒水疗工作区域，为服务下一位顾客做准备。

芳香泡浴的注意事项和芳香淋浴的注意事项基本一致。

三、沐浴疗法（水疗）

（一）水温、淋雨喷射压力、水质的要求

1. 水温的要求

（1）低温浴：25℃～ 32℃、26℃～ 34℃。

（2）平温浴：33℃～ 35℃、34℃～ 36℃。

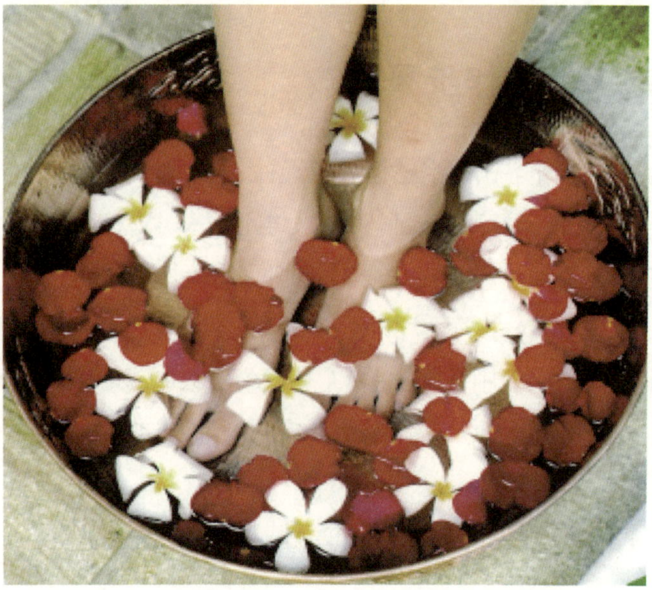

图 6-12　泡脚浴

（3）温水浴：36℃～38℃、38℃～39℃。

（4）热水浴：38℃～40℃、40℃～42℃。

（5）泡手浴：45℃左右。

（6）泡脚浴：40℃～43℃。

（7）坐浴：40℃～43℃。

2. 淋浴喷射压力的要求

（1）低压淋浴：101.3 KPa（一个大气压）以下。

（2）中压淋浴：101.3 KPa ～ 202.6 KPa（1 － 2 个大气压）。

（3）高压淋浴：202.6 KPa ～ 405.2 KPa（2 － 4 个大气压）。

3. 水质的要求

在 37℃培养 24 小时后，细菌总数不超过 100 个 /ml，大肠杆菌不超过 3 个 /ml。

（二）沐浴疗法的可选项目

淋浴：湿润皮肤。

高低温烤箱 35 分钟：促进血液循环。

冰水池：迅速收缩肌肤，增强细胞组织抵抗力。

蒸汽室 5 分钟：促进血液循环、排除污垢。

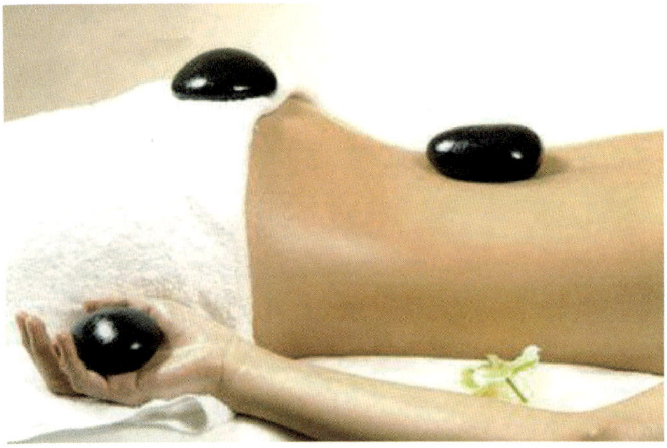

图 6-13　远红外线热石

42℃热水超音波按摩池：水中氧分子能振奋精神和镇痛。

远红外线烤箱5～10分钟：促进血液循环、消除疲劳、舒经解痛。

鹅卵石健康步道：脚底在圆角上刺激穴位，强化脾、胃、肾等机能。

漩涡池：强烈漩涡水流，给人造成回转效果，以达身心舒畅。

冲浪池：对人体穴位进行按摩。

脚底按摩池：用密集水流刺激脚底穴位，促进血液循环，强化体内器官。

漂浮浴：芳香池、浸泡浴。

伞型流瀑：流泉对人体头、肩、背部做拍击。

涌泉浴：来自池底强劲的空气，造成涌出效果，可震撼人心，并促进新陈代谢。

气泡座椅浴：利用气泡按摩人体背、腰、臀、腿部，使肌肤减轻疼痛。

鹅头冲击按摩：高压冲击水流对头、背、腰、臀部进行按摩，对头、背、腰、腿痛有疗效。

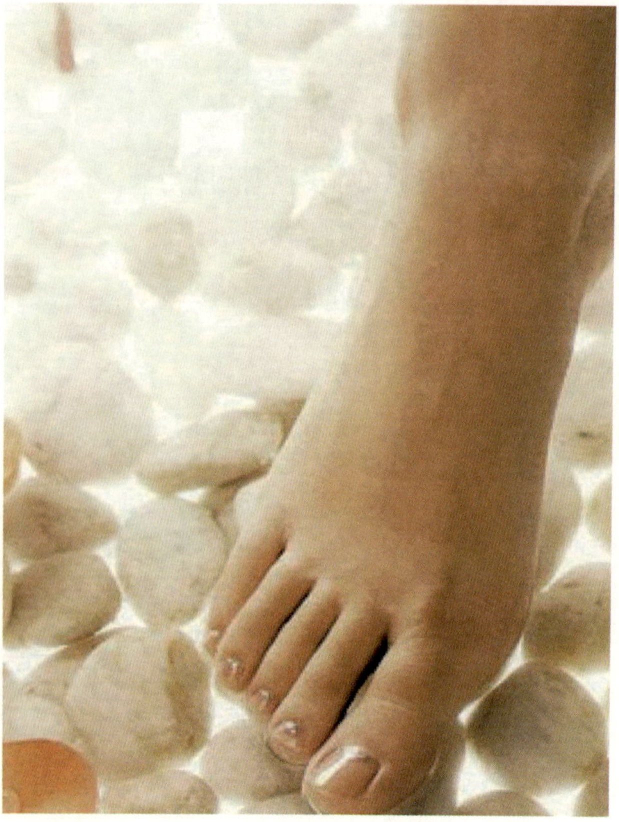

图6-14　鹅卵石健康步道

躺椅气泡浴：利用气泡对人体背部按摩，使肌肤消除疲劳，减轻各种酸痛。

贯顶冲击泉：3 米高之强劲水柱罩倾泻而下，冲击拍打头颈、背腰等部位，对偏头痛、颈部僵硬有效果。

冷水池：长时间浸泡其中，舒展四肢，可减轻骨骼的负荷，增加肌肉强度。

部位穴位按摩浴：依身体不同部位，施以不同压力，对大腿、背部、腰部及小腿进行按摩，消除全身肌肉酸痛。

水中有氧操池：让活泼的氧离子带动全身肌肉、筋骨的活动伸张，可促进血液循环，消除疲劳。

（三）各种浴疗

1. 臭氧浴

臭氧入水转换成活性氧，具有杀菌除臭、防治皮肤病、清新浴室空气的作用。因此，臭氧浴能显著增加血液和组织的氧吸收量，具有消炎、镇痛的作用。

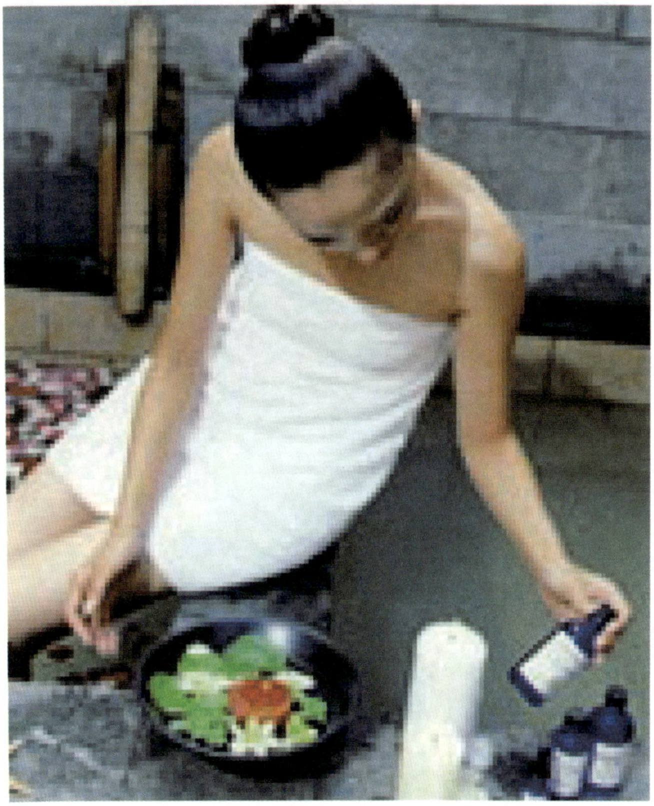

图 6-15　精油浴

2. 中药浴

中药浴可根据宾客的身体状况及喜爱，选用不同的中草药。目前，可供洗浴用的中草药有数百种，常用的有活血化瘀、消肿止痛、镇静安神、舒经减压、滋阴壮阳等类别。

3. 百花浴

百花浴以鲜花为原料，在温热的木桶中使其蕴含的精华物质得以发挥，可以滋养皮肤，解除疲乏，恢复精力，调和身体机能，调节神经系统。

4. 精油浴

精油浴使用以多种纯天然植物为原料制成的无泡沫植物浴油，具有镇静、提神、加快新陈代谢等作用。

5. 泡泡浴

泡泡浴的气泡垫上 720 个喷孔，每秒喷射 5 万个以上的气泡及水力涡流，全面按摩人体各部位肌肤及穴位，可放松身心、消除疲劳、促进血液循环。

6. 温泉浴

温泉含硫酸钠、碳酸氢钠、氯化钾、沉降碳酸钙，与皮肤表面的蛋白质可形成一层膜，这层膜可防止体内热量的散发，入浴后有较好的保湿效果，具有对皮下组织活化、修复的作用。

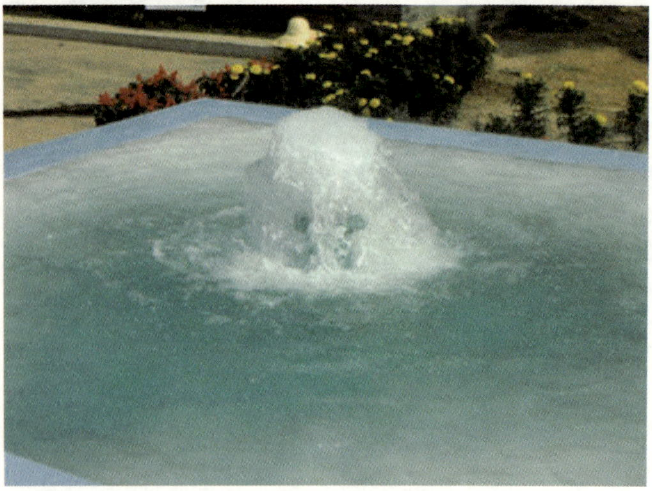

图 6-16　温泉浴

7. 香盐浴

香盐浴能软化水质、舒筋活血、消除疲劳、健美皮肤，可消除慢性皮炎、关节炎、肌肉和神经疼痛，对皮肤烧伤和烫伤、手术后形成的瘢痕奇痒以及妇科炎症有明显疗效。

8. 牛奶木桶浴

昔日最得埃及女王、罗马贵妇们所钟爱的，即是鲜奶浴。鲜奶不仅给予肌肤营养，而且使肌肤更年轻、光滑、细嫩。牛奶含有丰富的乳脂肪、维生素、矿物质等，具有天然的保温效果，可防止肌肤干燥，并修补干裂的肌肤。加入牛奶后的洗澡水将变得非常柔和，具有美容肌肤，预防多汗症、烦躁、失眠的功效。

四、五感疗法

（一）视觉

颜色是黑暗与光明的结合，是生活的反照，对人体具有奇特的疗效，人的眼睛可以看到 700 万种颜色，人的神经中枢会对这些颜色产生共鸣或排斥，而光色的不同，又可达到不同的光疗效果。以明度、彩度、亮度为例。

明度　高：明亮、开朗、轻快　中：稳重　低：阴暗、沉重

彩度　高：鲜明、时髦、紧张　中：平静　低：朴实

亮度　太亮：压迫感大，适中：舒适、平静

（二）听觉

音乐至今仍被心理学家、医学家等用来做治疗。一般而言，轻快的乐曲可增加肌肉的力量，使脉搏跳动有力。和谐的曲调使脉搏和呼吸次数减少，无论你的心情是喜、怒、哀、乐，皆有不同形式的音乐可抒发情感。大自然的旋律最美好，如风声、雨声、鸟叫声、虫鸣声、潺潺的流水声都可以呈现 SPA 的听觉享受，在水疗、光疗、按摩、芳香疗法中都能起到辅助功效，获得松弛身心的附加效果。

（三）嗅觉

嗅觉在芳香疗法中所扮演的是极其重要的角色，它可借由神经系统传达信息，刺激内膜反应，达到一定的预期成效。清新、芳香的气息可使人心情舒畅，恶性气息可使人心情烦躁不安，长期吸入容易致病。

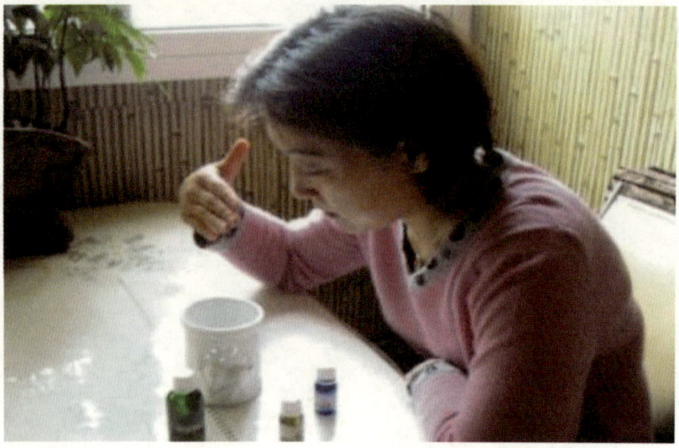

图 6-17　嗅觉疗法

（四）味觉

味觉疗法在日常生活中应用十分普遍，生活中的酸甜苦辣皆由味而体悟，不同的物质皆有不同的味道，从而产生不同的反应。芳香疗法中的味觉疗法主要是芳疗茶，有医疗及促进健康的作用。东方味觉疗法的取向主要是不同的草药组合，而西方味觉疗法则取向于单方花、草、果。

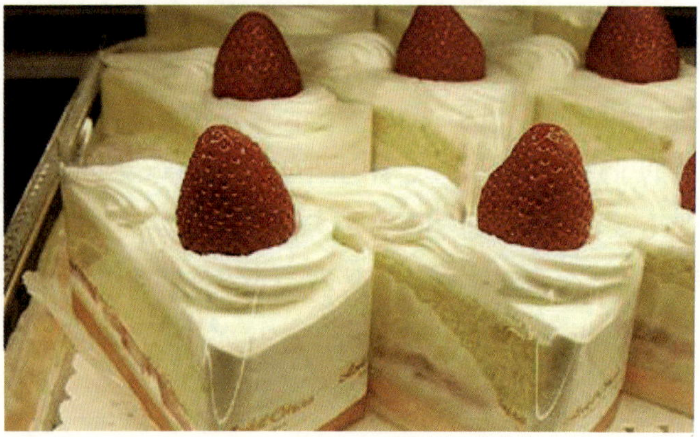

图 6-18　味觉疗法

（五）触觉

皮肤有许多不同种类的感觉接受器，如触觉、热觉、冷觉、痛觉等。皮肤本身因有多方面的功能，因此才能够自卫，避免受到伤害。人体皮肤也有饥饿感，如灵巧的双手、强弱适中的力度抚摸，一种轻松、愉悦的舒适感会油然而生。所有皮肤感觉器官都有相同的作用，可以将接收到的感觉转换成神经纤维所能接收到的电流刺激，而神经纤维接收后即化为神经行动，传送到中枢神经系统。按摩手法大致源于三大类：中国的经络按摩法、日本的油压式按摩法、欧洲的淋巴导引按摩和推油按摩。

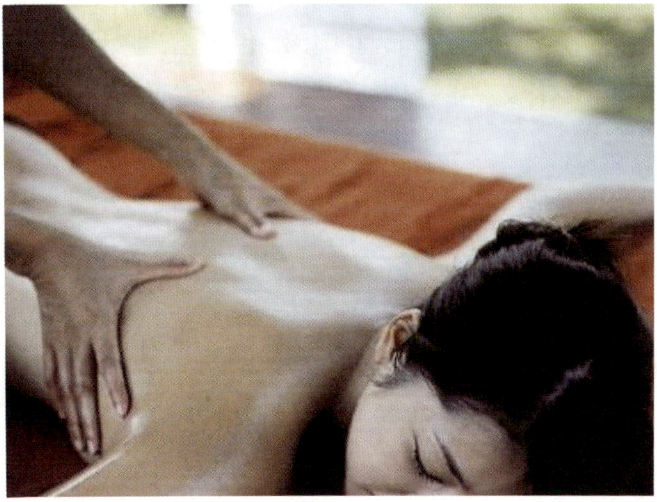

图 6-19　触觉疗法

芳香疗法职业等级技能标准

前　言

本标准按照国家市场监督总局、国家标准化管理委员会发布的《标准化工作导则第 1 部分：标准化文件的结构和起草规则》（GB/T 1.1-2020）中有关规定起草。

本标准起草单位：北京易芳堂科技发展有限公司。

本标准主要起草人（排名不分先后）：成为品、张海燕、杨金生、林毅青、路迎春、李海燕、林玉晴、丁一芸、王鑫、张琳、周正坤、张明东、曹珏、曹雨、倪静峰、许亚平、陈立爽、路艳芳、刘冰星、王春杰、王英利、华晓翠、刘婷、张铁领、乔恩玲、权慧贤。

1. 范围

本标准规定了芳香疗法职业技能等级对应的工作领域、工作任务及职业技能要求。

本标准适用于芳香疗法职业技能培训、考核与评价，相关用人单位的人员聘用、在职人员培训与晋级考核可参照使用。

2. 规范性引用文件

下列文件对于本标准的应用必不可少。凡注日期的引用文件，仅注日期的版本适用于本标准。凡不注日期的引用文件，其最新版本适用于本标准。

4-10-04-03 芳香保健师国家职业标准

4-10-04-02 保健按摩师国家职业技能标准

3. 术语和定义

国家、行业标准界定的以及下列术语和定义适用于本标准。

3.1

芳香疗法 Aromatherapy

芳香疗法是使用天然植物精油和其他芳香植物材料，通过香薰、按摩、刮痧、水疗等多种方法，为宾客进行保健、医疗、康复的一种自然疗法。

3.2

植物精油 Essential Oil

植物精油又称植物精质、植物挥发性油，是从特定植物的特定部位提炼（萃取）出来的具有挥发性和浓郁香气的液态成分。

3.3

植物油 Plant Oil

植物油是取自植物的果实、坚果或种子的油，经冷压处理，能完好地保存着原植物中的矿物质、维生素、脂肪酸等有机物质，具有良好的滋润营养物质。

3.4

纯露 Hydrosol

纯露是在萃取精油的过程中分离出来的一种完全饱和的液体，液体中带有植物香气与非脂溶性化学成分。

3.5

香薰 Aromatherapy

香薰是运用特定的器具，通过熏香、熏蒸、吸嗅等方法，达到净化空气、调节身心的精油使用方法。

3.6

芳香按摩 Aromatic Massage

芳香按摩是运用天然植物精油配合规范的按摩手法，通过刺激人体体表，达到疏通经络、调理脏腑、平衡阴阳、促进身心健康的一种疗法。

3.7

芳香刮痧 Aromatic Scraping

芳香刮痧是在芳香疗法和中医理论指导下，使用天然植物精油和刮痧器具，在人体体表相应部位进行刮拭，以达到防治疾病的一种疗法。

3.8

芳香心理调理 Aromatic Psychological Conditioning

芳香心理调理是运用天然植物精油对心智进行干预，使其产生正面影响，起到减缓压力，改善情绪，提高学习、工作、生活和社会适应能力的一种疗法。

4. 适用院校专业

中等职业学校：中医、中药、中药制药、中医康复保健、康复技术、中医护理、护理、运动训练、营养与保健、农村医学、卫生信息管理、美容美体、健体塑身、康养旅游服务、家政服务与管理、老年人服务与管理、智能养老服务、休闲体育服务与管理等。

高等职业学校：中医学、临床医学、针灸推拿、中医骨伤、预防医学、中医康复技术、康复治疗技术、中药、药学、中药生产与加工、中药制药技术、护理、医学营养、医学美容技术、医药营销、体育保健与康复、竞技体育、运动训练、健康管理、医学营养、中医养生保健、心理咨询、社区康复、老年保健与管理、家政服务与管理、老年人服务与管理、保健品开发与管理、化妆品经营与管理等。

应用型本科学校：中医学、临床医学、针灸推拿学、中药学、中药制药、中草药栽培与鉴定、中药资源与开发、护理学、预防医学、康复治疗学、妇幼保健医学、全球健康学、心理学、应用心理学、植物科学与技术、医学美容技术、营养学、社会体育、运动人体科学、休闲体育、运动训练、家政学等。

5. 面向职业岗位（群）

主要面向从事或有望从事健康领域的机构和人员，如预防、医疗、康复、保健、养老、美容、教育、培训等。

6. 职业技能要求

6.1 职业技能等级划分

芳香疗法职业技能等级分为三个等级：初级、中级、高级，三个级别依次递进，高级别涵盖低级别职业技能要求。

【芳香疗法】（初级）：熟悉芳香植物精油的分类、鉴别与基本特性；使用芳香植物精油进行家庭保健应用；掌握经络循行和常用腧穴特点，并在按摩、刮痧等保健调理中熟练运用芳香植物精油。

【芳香疗法】(中级)：在履行初级职责的基础上，能对宾客进行中医体质分类、亚健康状态判断；选择并调配相适应的芳香植物精油处方，进行香薰、按摩、刮痧、沐浴等方面的保健操作；熟悉芳香疗法在婴幼儿、产妇、老年人等特定人群中的应用。

【芳香疗法】(高级)：在履行中级职责的基础上，了解常见病、慢性病基本特征，能按照人体九大系统进行相应的芳香疗法康复调理；熟悉心理健康评估方法，指导芳香疗法在心理调护及九型体质中的应用；开展芳香疗法宣教、培训与指导相关工作。

6.2 考评要求

6.2.1 考评方式

技能操作考核（必要时可适当进行口试）

6.2.2 考评人员与考生配比

技能操作考核的考评员与考生配比为 1∶5，每个考场不少于 3 名考评员，每场考核最多不超过 15 名考生。

6.2.3 考评时间

每场技能操作考核时间为 10 ～ 20 分钟。

6.2.4 考评场所设备

按摩床、大浴巾、小毛巾、方巾、相应的芳香精油、油碗、香薰灯具、刮痧用具、工具车等。

6.3 职业技能等级要求描述

表1 芳香疗法职业技能等级要求（初级）

工作领域	工作任务	职业技能要求
1. 芳香植物精油识别	1.1 识别分类	1.1.1 能通过视觉识别单方精油和纯露 1.1.2 能通过嗅觉识别单方精油和植物油 1.1.3 能通过视觉识别植物油和纯露 1.1.4 能通过触觉识别单方精油、植物油、纯露
	1.2 精油鉴别	1.2.1 能通过说明书判断单方精油与复方油 1.2.2 能通过嗅觉判断精油与香精 1.2.3 能通过触觉判断单方精油与复方精油
	1.3 特性判断	1.3.1 能通过加热判断精油挥发性 1.3.2 能通过嗅觉判断精油气味 1.3.3 能通过触觉判断植物油特性
2. 家庭保健应用	2.1 空气净化	2.1.1 能通过甜橙、澳洲尤加利、茶树等植物精油香薰净化客厅空气 2.1.2 能通过依兰、薰衣草、佛手柑等植物精油香薰净化卧室空气 2.1.3 能通过胡椒薄荷、柠檬、甜橙等植物精油香薰净化厨房空气 2.1.4 能通过柠檬香茅、茶树、百里香等植物精油香薰净化卫生间空气
	2.2 人群选择	2.2.1 能针对成年人身体状况选择茉莉、佛手柑、大西洋雪松等植物精油 2.2.2 能针对婴幼儿身体状况选择罗马洋甘菊、薰衣草、甜橙等植物精油 2.2.3 能针对老年人身体状况选择花梨木、檀香、岩兰草等植物精油
	2.3 疾病预防	2.3.1 能针对季节性疾病选择甜橙、柠檬、玫瑰等植物精油 2.3.2 能针对地域性疾病选择姜、迷迭香、月桂等植物精油 2.3.3 能针对流行性疾病选择绿化白千层、花梨木、丁香等植物精油
3. 芳香按摩	3.1 芳香按摩手法操作	3.1.1 能用指、掌或肘做单方向直线移动的推法 3.1.2 能用拇指与其余四指相对用力做拿法 3.1.3 能用指、掌或肘做垂直向下的按法 3.1.4 能用指或掌做环形摩擦移动的摩法 3.1.5 能用拇指和其他手指做对称性挤压的捏法 3.1.6 能用指、掌或前臂吸定于一定部位做环转揉法 3.1.7 能用手掌下压做直线往返摩擦法 3.1.8 能用虚掌或空拳做叩击法 3.1.9 能用双手掌做轻柔和缓的安抚法

续表

工作领域	工作任务	职业技能要求
3. 芳香按摩	3.2 四肢部芳香按摩	3.2.1 能对手三阴经(肺经、心包经、心经)进行展油、直推、按揉、拿揉、安抚等芳香手法按摩 3.2.2 能对手三阳经(大肠经、三焦经、小肠经)进行展油、直推、按揉、拿揉、安抚等芳香手法按摩 3.2.3 能对足三阴经(脾经、肾经、肝经)进行展油、直推、按揉、拿揉、安抚等芳香手法按摩 3.2.4 能对足三阳经(胃经、胆经、膀胱经)进行展油、直推、按揉、拿揉、安抚等芳香手法按摩
	3.3 背腰部芳香按摩	3.3.1 能对督脉进行展油、直推、点按、擦法、揉法、安抚等芳香按摩 3.3.2 能对夹脊进行展油、直推、点按等芳香按摩 3.3.3 能对膀胱经进行展油、直推、点按、擦法、揉法、安抚等芳香按摩
	3.4 腹部芳香按摩	3.4.1 能对任脉进行展油、直推、点揉、按压、安抚等芳香按摩 3.4.2 能对肾经进行展油、直推、点揉、按压、安抚等芳香按摩 3.4.3 能对胃经进行展油、直推、点揉、按压、安抚等芳香按摩 3.4.4 能对脾经进行展油、直推、点揉、按压、安抚等芳香按摩
4. 芳香刮痧	4.1 芳香刮痧手法操作	4.1.1 能使用芳香植物精油做刮痧补法 4.1.2 能使用芳香植物精油做刮痧泻法 4.1.3 能使用芳香植物精油做刮痧平补平泻法
	4.2 上肢部芳香刮痧	4.2.1 能用甜杏仁、玫瑰、橙花等精油对上肢内侧部进行芳香刮痧 4.2.2 能用芝麻油、甜茴香、葡萄柚等精油对上肢外侧部进行芳香刮痧 4.2.3 能对上肢主要腧穴进行芳香刮痧
	4.3 颈肩部芳香刮痧	4.3.1 能用葡萄籽油、尤加利、薰衣草等精油对颈部进行芳香刮痧 4.3.2 能用芝麻油、马郁兰、冬青等精油对肩部进行芳香刮痧 4.3.3 能对颈肩部主要腧穴进行芳香刮痧
	4.4 背腰部芳香刮痧	4.4.1 能用葡萄籽油、胡萝卜籽、甜茴香等精油对背部进行芳香刮痧 4.4.2 能用葡萄籽油、肉桂、赤松等精油对腰部进行芳香刮痧 4.4.3 能对背腰部主要腧穴进行芳香刮痧

续表

工作领域	工作任务	职业技能要求
4. 芳香刮痧	4.5 胸腹部芳香刮痧	4.5.1 能用荷荷巴油、玫瑰、永久花等精油对胸部进行芳香刮痧 4.5.2 能用甜杏仁油、姜、甜茴香等精油对腹部进行芳香刮痧 4.5.3 能对胸腹部主要腧穴进行芳香刮痧
	4.6 下肢部芳香刮痧	4.6.1 能用葡萄籽油、黑胡椒、丝柏等精油对下肢内侧部进行芳香刮痧 4.6.2 能用葡萄籽油、薰衣草、山鸡椒等精油对下肢外侧部进行芳香刮痧 4.6.3 能对下肢主要腧穴进行芳香刮痧

表 2　芳香疗法职业技能等级要求（中级）

工作领域	工作任务	职业技能要求
1. 健康评估	1.1 健康判断	1.1.1 能用生理健康问卷对宾客生理状况进行判断 1.1.2 能用心理健康问卷对宾客心理状况进行判断 1.1.3 能用量表对宾客社会适应能力进行判断
	1.2 亚健康判断	1.2.1 能对宾客食欲不振状况进行判断 1.2.2 能对宾客胸闷状况进行判断 1.2.3 能对宾客头部不适状况进行判断 1.2.4 能对宾客颈肩部酸沉状况进行判断 1.2.5 能对宾客女性生理期不适状况进行判断 1.2.6 能对宾客精神不振状况进行判断 1.2.7 能对宾客睡眠不佳状况进行判断 1.2.8 能对宾客便秘状况进行判断
2. 芳香植物精油选择与调配	2.1 单方植物精油选择	2.1.1 能根据中性皮肤选择单方植物精油 2.1.2 能根据干性皮肤选择单方植物精油 2.1.3 能根据油性皮肤选择单方植物精油 2.1.4 能根据混合性皮肤选择单方植物精油 2.1.5 能根据敏感性皮肤选择单方植物精油
	2.2 植物基础油选择	2.2.1 能根据中性皮肤选择植物基础油 2.2.2 能根据干性皮肤选择植物基础油 2.2.3 能根据油性皮肤选择植物基础油 2.2.4 能根据混合性皮肤选择植物基础油 2.2.5 能根据敏感性皮肤选择植物基础油
	2.3 植物纯露选择	2.3.1 能根据中性皮肤选择植物纯露 2.3.2 能根据干性皮肤选择植物纯露 2.3.3 能根据油性皮肤选择植物纯露 2.3.4 能根据混合性皮肤选择植物纯露 2.3.5 能根据敏感性皮肤选择植物纯露

续表

工作领域	工作任务	职业技能要求
2. 芳香植物精油选择与调配	2.4 亚健康植物精油调配	2.4.1 能针对食欲不振调配复方植物油 2.4.2 能针对胸闷调配复方植物油 2.4.3 能针对头部不适调配复方植物油 2.4.4 能针对颈肩部酸沉调配复方植物油 2.4.5 能针对女性生理期不适调配复方植物油 2.4.6 能针对精神不振调配复方植物油 2.4.7 能针对睡眠不佳调配复方植物油 2.4.8 能针对便秘调配复方植物油
3. 芳香疗法调理	3.1 亚健康芳香调理	3.1.1 能针对常见亚健康人群进行芳香按摩 3.1.2 能针对常见亚健康人群进行芳香刮痧 3.1.3 能针对常见亚健康人群进行芳香香薰 3.1.4 能针对常见亚健康人群进行芳香沐浴
	3.2 婴幼儿芳香调理	3.2.1 能针对婴幼儿进行芳香按摩 3.2.2 能针对婴幼儿进行芳香香薰 3.2.3 能针对婴幼儿进行芳香沐浴
	3.3 产后芳香调理	3.3.1 能针对产后进行芳香按摩 3.3.2 能针对产后进行芳香刮痧 3.3.3 能针对产后进行芳香香薰 3.3.4 能针对产后进行芳香沐浴
	3.4 老年人芳香调理	3.4.1 能针对老年人进行芳香按摩 3.4.2 能针对老年人进行芳香刮痧 3.4.3 能针对老年人进行芳香香薰 3.4.4 能针对老年人进行芳香沐浴

表 3　芳香疗法职业技能等级要求（高级）

工作领域	工作任务	职业技能要求
1. 常见病芳香疗法	1.1 呼吸系统常见病	1.1.1 能针对感冒进行芳香疗法调理 1.1.2 能针对咳嗽进行芳香疗法调理 1.1.3 能针对过敏性鼻炎进行芳香疗法调理
	1.2 消化系统常见病	1.2.1 能针对胃痛进行芳香疗法调理 1.2.2 能针对呕吐进行芳香疗法调理 1.2.3 能针对腹泻进行芳香疗法调理
	1.3 运动系统常见病	1.3.1 能针对颈痛进行芳香疗法调理 1.3.2 能针对肩痛进行芳香疗法调理 1.3.3 能针对腰痛进行芳香疗法调理 1.3.4 能针对膝痛进行芳香疗法调理
	1.4 泌尿生殖系统常见病	1.4.1 能针对痛经进行芳香疗法调理 1.4.2 能针对阴道炎进行芳香疗法调理 1.4.3 能针对乳腺增生进行芳香疗法调理

续表

工作领域	工作任务	职业技能要求
1. 常见病芳香疗法	1.5 神经系统常见病	1.5.1 能针对头痛进行芳香疗法调理 1.5.2 能针对牙痛进行芳香疗法调理 1.5.3 能针对面瘫进行芳香疗法调理
	1.6 常见皮肤问题	1.6.1 能针对痤疮进行芳香疗法调理 1.6.2 能针对皮肤色斑进行芳香疗法调理 1.6.3 能针对脚气进行芳香疗法调理
2. 芳香心理调护	2.1 心理健康评估	2.1.1 能根据九型体质进行评估 2.1.2 能针对焦虑、抑郁进行诊查 2.1.3 能针对七情内伤进行诊查
	2.2 心理干预芳香疗法精油调配	2.2.1 能针对九型体质进行精油选择与调配 2.2.2 能针对焦虑、抑郁进行精油调配 2.2.3 能针对七情内伤进行精油调配
	2.3 心理健康芳香调护	2.3.1 能针对九型体质进行芳香调护 2.3.2 能针对焦虑、抑郁进行芳香调护 2.3.3 能针对七情内伤进行芳香调护
3. 芳香疗法机构管理	3.1 芳香疗法机构建立	3.1.1 能根据市场需求建立芳香疗法机构 3.1.2 能通过市场公共关系建立和调整企业形象
	3.2 营销与人力资源管理	3.2.1 能对芳香疗法机构进行营销管理 3.2.2 能对芳香疗法机构进行人力资源管理
4. 芳香疗法宣传教育、培训与指导	4.1 宣传教育	4.1.1 能制订芳香疗法的宣传教育方案 4.1.2 能根据芳香疗法的内容进行宣教 4.1.3 能针对芳香疗法的适应人群进行宣教
	4.2 专业培训	4.2.1 能制订培训计划和编写培训教案 4.2.2 能对本职业初级、中级芳香疗法人员进行业务培训 4.2.3 能撰写芳香疗法相关论文
	4.3 技能指导	4.3.1 能依据技能标准制订技术指导方案 4.3.2 能对初级、中级芳香疗法人员进行技能指导
5. 九种体质的辨识与芳香调理	5.1 九种体质辨识	5.1.1 能辨识平和质人群 5.1.2 能辨识气虚质人群 5.1.3 能辨识阳虚质人群 5.1.4 能辨识阴虚质人群 5.1.5 能辨识痰湿质人群 5.1.6 能辨识湿热质人群 5.1.7 能辨识血瘀质人群 5.1.8 能辨识气郁质人群 5.1.9 能辨识特禀质人群
	5.2 九种体质芳香调理	5.2.1 能针对不同体质选择和调配精油 5.2.2 能针对不同体质进行精油按摩 5.2.3 能针对不同体质进行精油刮痧 5.2.4 能针对不同体质进行精油香薰 5.2.5 能针对不同体质进行精油沐浴

主要参考文献

[1] 中华人民共和国劳动和社会保障部制定 . 芳香保健师国家职业标准（职业编码：4-10-04-03）. 北京：中国劳动社会保障出版社，2006.

[2] 中华人民共和国劳动和社会保障部制定 . 保健按摩师国家职业技能标准（2020 年版，职业编码：4-10-04-02）. 北京：中国劳动社会保障出版社，2021.

[3] 张海燕主编 . 芳香保健师（基础知识）. 北京：中国劳动社会保障出版社，2009.

[4] 成为品主编 . 芳香疗法学 . 北京：民族出版社，2019.

图书在版编目(CIP)数据

芳香疗法基础理论及相关知识 / 成为品，张海燕主编. --北京：民族出版社，2021.10（2025. 8 重印）

教育部“1+X”芳香疗法职业技能等级证书配套教材

ISBN 978-7-105-16537-7

Ⅰ. ①芳… Ⅱ. ①成… ②张… Ⅲ. ①香精油－疗法 Ⅳ. ①R459.9

中国版本图书馆CIP数据核字（2021）第217086号

芳香疗法基础理论及相关知识

策划编辑　欧光明　张宏宏
责任编辑　张宏宏　孙秀梅
责任校对　许英姬
封面设计　金　晔
出版发行　民族出版社
地　　址　北京市和平里北街14号
邮　　编　100013
网　　址　http://www.mzpub.com
印　　刷　北京盛通印刷股份有限公司
经　　销　各地新华书店
版　　次　2021年10月第1版　2025年8月北京第5次印刷
开　　本　787毫米×1092毫米　1/16
字　　数　240千字
印　　张　13.25
定　　价　45.00元
书　　号　ISBN 978-7-105-16537-7/R・604（汉95）

编辑室电话：010-64228001　发行部电话：010-64224782